顧問弁護士の医療リスクマネジメント

弁護士・医学博士
平沼 直人 著

公益財団法人 労災保険情報センター

目　次

プロローグ ……………………………………………………………… 6
　参加のパラドクス ……………………………………………………… 6

❶ 実戦的リスクマネジメント …………………………………… 7

　郵便配達は二度ベルを鳴らす ………………………………………… 8
　キャディさんは二度フォアを叫ぶ⁉ …………………………………… 9
　ハイリスクパーソンに目を付けよ …………………………………… 10
　システム論偏重は誤り ………………………………………………… 11
　1日に2度目の患者は気を付けろ，いや気を使え！ ……………… 12
　患者さんの自覚症状が変わらないことが続く場合 ………………… 14
　術中合併症の患者には特に術後合併症に気を付ける ……………… 15
　ツーチャレンジ・ルール ……………………………………………… 17
　アッティラのルール …………………………………………………… 19
　リスクマネジメントの4段階 ………………………………………… 20

❷ 失われた10年から何を学ぶか ……………………………… 23

　医療クライシスの始まり ……………………………………………… 24
　横浜市大病院患者取違え事件 ………………………………………… 25
　他者を尊敬し誠実に行動すること …………………………………… 27
　法律家はチーム医療における各人の責任をどう見たか …………… 28
　患者取違えは続いている ……………………………………………… 30
　都立広尾病院事件 ……………………………………………………… 32
　異状死の届出義務 ……………………………………………………… 33

3

割り箸事件——自己紹介を兼ねて ……………………………………… 35
報道されない真実 ……………………………………………………… 36
嵐の10年の終焉 ………………………………………………………… 37
弁護士として伝えたいこと …………………………………………… 38
医療訴訟の数は当然右肩上がり？ …………………………………… 40
医療訴訟の勝訴率 ……………………………………………………… 42
医療訴訟はどのようにして終わることが多いのか？ ……………… 44
我が国に医療裁判所があるのをご存知ですか？ …………………… 46
医療ADRの広がり ……………………………………………………… 48
診療科目別件数の栄枯盛衰 …………………………………………… 50
より細かく診療科目別に統計をとってみると ……………………… 53
医療行為の類型別に見てみると ……………………………………… 54

❸ 理論武装のススメ …………………………………… 57

医療過誤訴訟の理論は2つだけ！ …………………………………… 58
東大病院輸血梅毒事件——最善の注意義務 ………………………… 59
医療水準論 ……………………………………………………………… 60
医療水準の相対性——姫路日赤事件 ………………………………… 61
研鑽義務 ………………………………………………………………… 63
転送・転医勧告義務 …………………………………………………… 65
添付文書に違反すれば即医療ミス!! ………………………………… 67
医療慣行は医療水準にあらず ………………………………………… 71
「特段の合理的理由」はどんな場合に認められるのか？ ………… 72
ガイドラインと医療裁判 ……………………………………………… 74
今日の治療指針は裁判の指針でもある ……………………………… 76
D-EBM …………………………………………………………………… 77

目　次

❹ えっと驚く運命の分かれ目 …………………………… 79
患者とのコミュニケーションの重要性………………………… 80
医療面接の達人 ………………………………………………… 82
知識と経験に基づいた戦略的なカルテ記載 ………………… 83
説明義務は各論の時代へ！ …………………………………… 85
熟慮し判断する機会を与えるべき義務 ……………………… 87
説明・同意文書は現代医療の免罪符か ……………………… 88
Honesty ………………………………………………………… 90

❺ 事故が起きたらどうするか？ ………………………… 91
現場保全 ………………………………………………………… 92
事後説明の5本柱 ……………………………………………… 94
説明会はやっかい?! …………………………………………… 97

贈る言葉 ……………………………………………………… 99
三種の神知？　三種の仁義！ ………………………………… 99

補遺　産業医が訴えられる時代 …………………………… 101
産業医が訴えられる時代に突入か？ ………………………… 102
北興化工機事件 ………………………………………………… 109
瀧川化学工業（HIV解雇）事件 ……………………………… 111
東京海上事件 …………………………………………………… 113
富士通ビー・エス・シー事件 ………………………………… 115
自律神経失調症の休職者に対する言動が注意義務違反とされた事例 … 116

巻末資料 ……………………………………………………… 117
医療事故年表 …………………………………………………… 118

索引 …………………………………………………………… 122

プロローグ

参加のパラドクス

　リスクマネジメントの講演会などあると，きまって冒頭にご紹介するのが，この"参加のパラドクス"の視点です。
　これはアメリカの政治学で言われていることで，政治に参加する必要のある経済的弱者やマイノリティといった人たちほど政治に参加しない，反対に，WASP（White Anglo-Saxon Protestant）と呼ばれるような恵まれた人たちほど政治参加に旺盛であるという現実を指した言葉です。学術的に正確に表現すれば，政治参加のパラドクスです。
　参加のパラドクスを日ごろ私がお話させていただいているリスクマネジメントの講演会・講習会に当てはめてみますと，事故やトラブルの少ない医師や看護師さんなどコメディカルの方々ばかりが出席して，事故やトラブルを起こしがちで「俺の話を聴けっ！」と申し上げたい医師やコメディカルほど会場に顔を出さないということになります。これこそ演者として痛感するところなのです。
　この論に従えば，本書をお買い上げいただいた読者の皆様もきっとあまりお読みいただく必要のない方々かと思います。ですから積読だけでもいいんです。それでも，読んでいただければ必ずやお役に立てると確信しています。ただ，そんな読者諸賢ですから是非気楽にお読みくださいね。

　（この本では1頁に1つは驚きや発見があるよう努力しましたので，どこを拾い読みしていただいても有難いですが，できることなら講演をお聞きくださる時のように始めからお読みいただければ，却って楽に読めて医療機関の顧問弁護士がどんなことを考えているか伝わりやすいかと存じます。）

1 実戦的リスクマネジメント

■ 郵便配達は二度ベルを鳴らす

　『郵便配達は二度ベルを鳴らす』という映画があります。ご覧になった方もいらっしゃるかと思いますが，何度か映画化されています。『ルードウィヒ　神々の黄昏』のかのヴィスコンティ監督も撮っています。映画にはタイトルになっている郵便配達は登場せず，タイトルの意味も謎めいていますが，アメリカでは郵便配達は玄関のベルを2度鳴らす習わしがあり，映画のオープニングで交通事故があってエンディングでもまた交通事故が起こるというように，物事は繰り返すものだという含意と受け止めています。

　我が人生を振り返っても，あぁ，そうだなぁと思います。「歴史は繰り返す」（ローマの歴史家クルティウス・ルーフス）。リスクマネジメントにおいても，これは一緒ではないでしょうか。

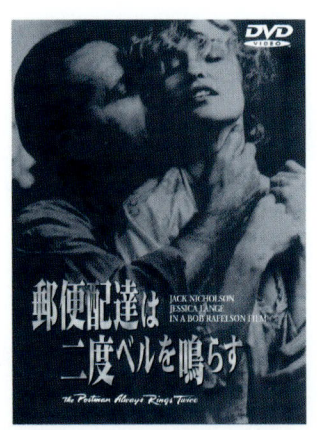

郵便配達は二度ベルを鳴らす，1,500円
発売元：ワーナー・ホーム・ビデオ
販売元：ワーナー・ブラザース

1 実戦的リスクマネジメント

■ キャディさんは二度フォアを叫ぶ!?

　ゴルフ場でミスショットをしてボールがあらぬ方向に飛び出しますと，キャディさんがよく通る大声で「ファーー！」と叫んで他のホールのプレーヤーに注意を促します。2打目（ないし1打目OBなら3打目）は随分と気を付けて打つんですが，なぜかまたファー‼　です。

ミスは繰り返しやすい。

　弁護士から見ると，ここの病院は転倒事故が多いなとか，あそこの病院は注射による神経損傷がよく起こるなとか，それぞれの施設，それぞれの医療従事者によって，なぜか繰り返される特定の事故があるように感じられるのですが，如何でしょうか。

　「いや，それはね」とおっしゃりかけた方はもうリスクマネジメントが出来ていますね。原因が分かれば対策を打てたも同然ですから。ただ，対策は実践してください。事故を根絶する戦い，トラブルをゼロにするための戦いは始まっているのです。どうも"実践"というとマニュアルを作ってマニュアル通りにやるみたいな負のイメージもあります。臨床で本当に必要なリスクマネジメントは，いわばストリートファイトですね。目つぶしも金的の急所打ちもありの。そこで私は敢えて実戦的リスクマネジメントと銘打っているのです。

　※ちなみに"fore"の語源には諸説ありますが，farやforwardではなさそうです。

ハイリスクパーソンに目を付けよ

　一度事故を起こした人は，事故を繰り返しやすい傾向にあります。

　平成13年の国立大学医学部附属病院長会議のアンケート調査では，「繰り返しミスを犯す職員はいるか？」との質問に対し，24％の同附属病院が「はい。」と回答していますが，控え目な数字ではないでしょうか。

　このアンケートでは，「繰り返しミスを犯す職員」のことを「ハイリスクパーソン」と呼んでいて，マスコミでもそうした表現が普通に使われていましたが，近時は，「リピーター医師」という言葉に取って代わられています。しかし，医療従事者の中で，無論，リピーターは医師だけではありませんから，この言葉には攻撃の矛先を敢えて医師だけに向けようとする言語操作的な印象を抱きます。「言語は思考を統制する」

　それ以上に問題なのは，ハイリスクパーソンは患者側にも存在するのに，リピーター医師という言葉は，あたかも医療事故は医師のみのせいで起きるものだと思わせる点です。

　トラブルになりやすい患者には，月並みな対処策で恐縮ですが，やはり診療記録の記載を充実させることが一番です。

　話の順序が逆になりましたが，医療側のハイリスクパーソンには，もちろん最初は教育でよいでしょうが，配置転換も必要となることがあるでしょうし，それでもミスが収まらないようなら，懲戒処分や退職勧奨，延いては解雇も検討すべきだと考えます。チーム内のハイリスクパーソンはチームの士気を落とし，患者さんの生命を脅かし，組織の存立すら危うくする者であることを直視せざるを得ません。

1 実戦的リスクマネジメント

■ システム論偏重は誤り

　最近，リスクマネジメントの分野でベストセラーになった書籍に，シドニー・デッカーという人間工学の学者が書いた『ヒューマンエラーは裁けるか－安全で公正な文化を築くには』（芳賀繁監訳，東京大学出版会，2009年）があります。

　同書の著者は，ヒューマンエラーの古い視点と新しい視点を対比しています。曰く，古い視点は，ヒューマンエラーをインシデントの原因と考える，すなわち"個人"を重視する視点であり，新しい視点は，ヒューマンエラーを原因ではなく症状と考える，すなわちシステムを重視する視点です。そして，著者は，"個人かシステムか"ではなく，"システムの中の個人"の関係や役割を理解する必要を説いています。

　私は少し生意気ですが，現在のリスクマネジメント論はシステム作りに偏っている，もちろんシステムは重要ではあるが，もっと人の個性に着目すべきであると考えています。実際，日本の医療現場をぎりぎりのところで支えてきた精神論だけでは駄目に決まっていて改善していくことが急務ですが，しかし，それでもヒューマンエラーを語るとき，個人の資質を抜きにして論を進めることはあまりに空虚で現実離れしたものであるというのが，私のみならず実務に携わってきた者の率直な感触であることは間違いないと思います。

　なお，ベストセラーといえば，『医者は現場でどう考えるか』（美沢恵子訳，石風社，2011年）も話題になった本です。
　著者のジェローム・グループマンはハーバート大学医学部の教授ですが，「自分で考えることを放棄し，判定システムやアルゴリズムに，自分に代わって考えてもらおうとする若い医師たちが実に多くなった」と嘆いているのも一脈通じるように思われます。同書では正しい診断に至る過程がまるで推理小説のように描かれており，お奨めの一冊です。

1日に2度目の患者は気を付けろ，いや気を使え！

　1日に2度も病院に行きたいと思う患者はあまりいません。よほどのことと受け止めてください。

　日中，勤務先の近くのクリニックで診察を受け，疲れてるのだろうということで早く帰って安静にしているのに，ちっとも良くならない。辛くて自宅そばの病院を受診するも，やっぱり風邪気味ということで帰されたら，就寝中，窒息し死亡してしまった。病名は急性喉頭蓋炎でした。急性喉頭蓋炎は紛争の多い疾病です。こもったような特有の声（muffled voice）とよだれ（流涎）にご注意ください。

　まして自院に朝と夜，2度来るようであれば，ことのほか慎重に対応すべきです。

　ここで1つ，東京地裁が平成19年9月20日に出した判決の症例をご紹介しましょう。

　平成17年2月15日午前，患者さんは，発熱や頭痛で，ある公的な総合病院の耳鼻科を受診しました。インフルエンザの迅速検査の結果は，陰性でした。患者からは「熱があり，つらいので熱を下げて欲しい」との訴えがあったため，耳鼻科医はボルタレン坐薬を挿肛しました。さらに耳鼻科的所見に乏しいことから内科医に診察を依頼，内科医は気管支炎と診断し抗生剤を処方して帰宅させました。

　その日の夜7時頃，患者の状態が悪化し，救急車で再びこの病院に搬送されました。家族の求めで再度インフルエンザの迅速検査を行ったところ，インフルエンザA型に罹患していることが判明しましたが，満床のため，再び帰宅させてしまいました。

　翌朝，患者はインフルエンザ脳症のため死亡しました。

　判決は，患者を入院させ経過観察・全身管理を継続していれば，死亡を避けられたかどうかは定かではないが，少なくとも，その可能性はあったとして，慰謝料210万円を認めました。

お読みいただいたとおり，色々なことが2度繰り返された事案ですね。
　なお，ボルタレンはインフルエンザ脳症には禁忌であり，夜間搬送時の救急担当医が耳鼻科カルテでボルタレン使用の確認をしていなかった点も問題となりましたが，成人のインフルエンザ患者に対する投与は禁忌とされていないことから，投与自体の過失は否定されています。

　<u>1日に2度目の来院患者</u>は，念のため，ベッドがあって空いているなら帰さない，ベッドがなかったり一杯だったら転送する，弁護士的には，それくらい注意して欲しいアブナいパターンなのです。たとえ手を尽くしたことが空振りに終わっても，患者の満足度は高いと思います。

急性喉頭蓋炎

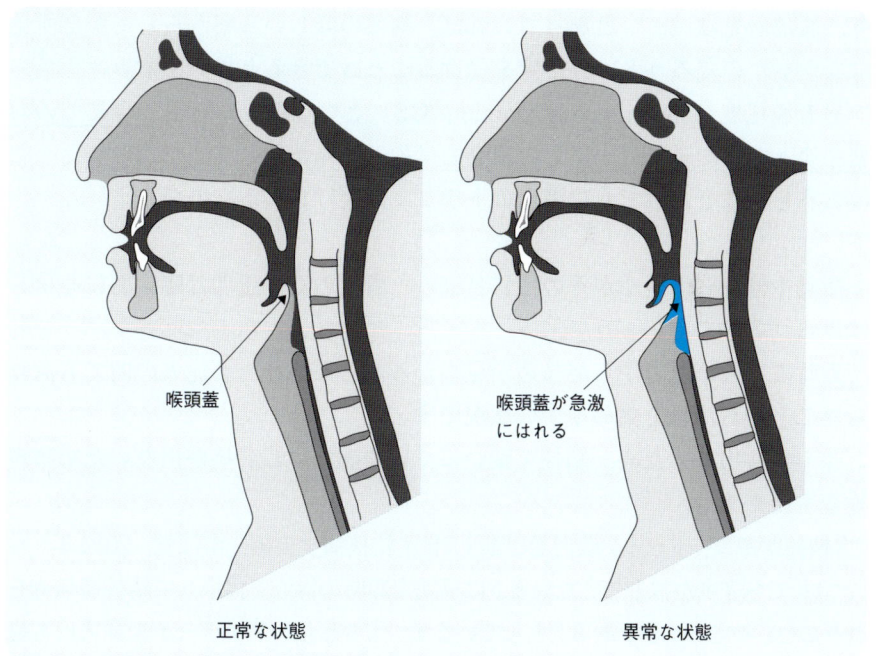

正常な状態　　　　　　　　異常な状態

■ 患者さんの自覚症状が変わらないことが続く場合

　1日に2度の受診こそないものの，定期的に外来を受診していても患者の訴えがあまり変わらない場合も要注意です。
　こうした場合，患者は医師が自分の訴えを取り合ってくれなかったということにこだわりを持ちます。
　初診からずっと腹痛を訴えていたのに相手にされなかったために消化器がんの発見が遅れたといったクレームです。
　争いを避けるためには，できる限り患者の訴えを具体的にカルテに記載してください。いや，そんなことしても腹部症状を訴えていない以上，カルテは何の証明にもならないとお考えになるかもしれませんが，確かにその通りの面も否定できませんけれど，例えば胸部の症状は具体的に詳しく書いてあり，腹部所見は"－(マイナス)"となっていれば，胸部の詳しい診察からして腹部所見はなかったのだろうという推定を受けることはできると思います。
　患者満足度（customer satisfaction=CS）という観点からも，今までのお薬を変えてみたり，何か新しい検査を付加してみたりしてください。
　こうしたことだけでも患者とのトラブルは避けられるものです。

　微熱や倦怠感は続くがその他に目立った所見のない患者は臨床的にしばしば見られるものでしょう。
　近時こうした患者から結核菌が見つかることがあり，芸能人の間でも流行したことから注目を集めやすい状況です。
　咳や痰も出ないため，結核を疑いにくい状況ですし，痰が出ないため喀痰(かくたん)検査も出来ません。
　『結核診療ガイドライン改訂第2版』（日本結核病学会編，南江堂，2012年）は，「どうしても喀痰が採取できないときは早朝空腹時の胃液を採取して結核菌検査を行うことも考えるべきである」としています。もっとも，「胃カテーテル挿入は苦痛を伴うので，結核菌の証明に熱心になりすぎて，患者との信頼関係を壊さないように配慮することも重要である」と留保しているのは行き届いた書きっぷりですね。

術中合併症の患者には特に術後合併症に気を付ける

手術前に説明してあって，よくある何でもない合併症であっても，それに引き続いて，何かトラブルが起こると患者側の医療に対する不信感は一気に爆発します。

特に，MRSA（メチシリン耐性黄色ブドウ球菌）と褥瘡（じょくそう）に注意してください。

◎ MRSA

MRSA は，感染予防に努めてください。

病室のスミにゴミが溜まっていたり，医療者の白衣が汚れていたことが感染と結び付けられたりすることにも注意してください。

もし不幸にして感染してしまった場合には，利己的な見地からはバンコマイシンの早期投与を検討して欲しいのです。

最近，MRSA の感染自体は不可抗力として不問に付しながらも，バンコマイシンの投与が遅れたとして，病院に多額の賠償を命じる判決がみられます。

東京高等裁判所は，平成 21 年 5 月 25 日，帝王切開で出産後，MRSA に感染し，ショックから低酸素脳症となり，精神機能に重い障害が残った症例につき，バンコマイシンの投与が 3 日遅れたとして，慰謝料・逸失利益など約 1 億円に加え，介護費用 1 日当たり 2 万円の支払を大学病院に命じました（現在，同院に入院中のため介護費用の支払義務はない）。

しかし，3 日程度の遅れが過失と評価できるのでしょうか，少なくとも，仮に 3 日早ければ結果を避けることができたという因果関係は証明されていないのではないでしょうか。法廷ウォッチャーとして名高く私も時々法廷でバッタリお目にかかる峰村健司医師は，ご自身のホームページでこの判決を"司法過誤"と断じています。しかし，残念なことに，この判決は最高裁でも維持され確定してしまいました。

◎褥瘡

いわゆる褥瘡裁判はご存知の方も多いのではないでしょうか。

昭和59年2月23日の名古屋地裁の判決は，褥瘡の発生につき臨床現場の実際に配慮して，市立病院側の勝訴としましたが，これを不服として患者側が控訴し，結局，100万円で和解しています。その報道を契機として，看護の世界で大きな関心を呼び，褥瘡対策，延いては看護の質が飛躍的に高まったと言われています。

時を経て，東京地裁は，平成9年4月26日，都立病院に対して，糖尿病の基礎疾患がある患者につき2時間ごとに体位変換すべき義務を怠ったとして，死亡慰謝料1,000万円その他を認める判決を下しています。

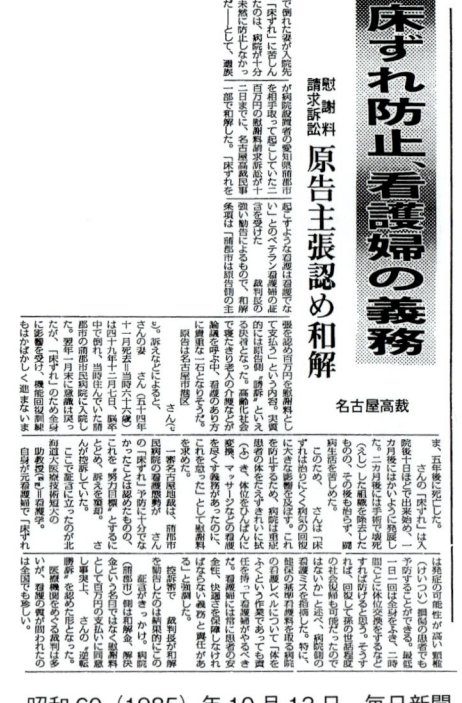

昭和60（1985）年10月13日　毎日新聞

1 実戦的リスクマネジメント

ツーチャレンジ・ルール

　自ら二度ベルを鳴らすことは，よいリスクマネジメントになります。

　チームステップスという医療安全のフレームワークがアメリカで注目を集めているそうですが，そこではツーチャレンジ・ルールというツールが提唱されています。

　何か気付いたことを相手に伝えても，一度言ったくらいでは気にも留めてもらえないことがありますよね。医療現場では，例えば看護師やコメディカルや研修医が上級医に患者の容態など気付いたことを伝えても，軽く受け流されてしまうことがありませんか。そんなとき，「自分は曲りなりに一度は進言したんだから，もう知らない」と自己弁護するのではなく，本気で医療事故を防ぎたいのであれば，Two-Challenge つまり 2 回は声に出してみようという運動です。なんとも人情の機微に触れた行動原則だと思います。

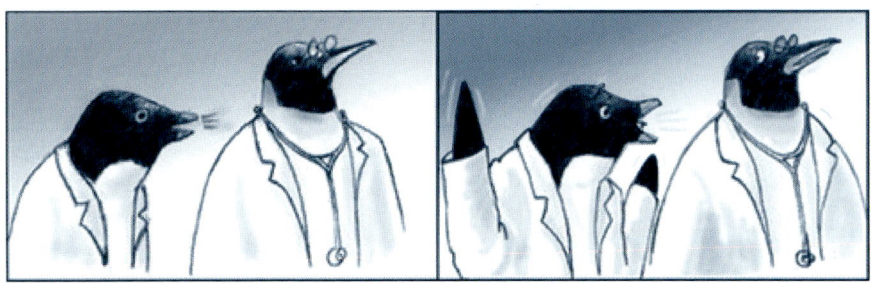

出典：TeamSTEPPS®
　　　(US Department of Defense Patient Safety Program and Agency for Healthcare Research and Quality)

　これはチームステップスのサイトに紹介されている有名なイラストです。2 コマ漫画になっていますので，1 コマ目で無視されても 2 コマ目で振り返らせる会話を考え出してみてください。私ならこんな感じです。

> 左（1コマ目）
> 研修医　「先生，どうも患者を取り違えているような気がするんですが……」
> オーベン　「まあ，いいから」
> 右（2コマ目）
> 研修医　「確かCMでよく見る女優の○○さんにそっくりな患者さんだったんで間違いないとは思うんですが」
> オーベン　「いや，万が一ということもあるから，私自身の目で確認する」

　ま，これは冗談です。
　ちなみに，TeamSTEPPSは，Team Strategies and Tools to Enhance Performance and Patient Safety の頭文字を取ったもので，"医療のパフォーマンスと患者安全を高めるためにチームで取り組む戦略と方法"と訳されています。

1 実戦的リスクマネジメント

■ アッティラのルール

　紀元5世紀，フン族を率いてヨーロッパにまで攻め込み，「ニーベルンゲンの歌」で語り継がれた恐怖の大王アッティラ（独語ではエツェル）は，次の名言を残しています。

> 悪い報告をした部下を褒（ほ）めよ。
> 悪い報告をしなかった部下を罰せよ。

　アッティラのルールと呼ばれるこの言葉は，ツーチャレンジ・ルールを管理者・責任者・上級医の立場から表現したものとも言えましょう。
　先生方に是非お伝えしたかった格言です。

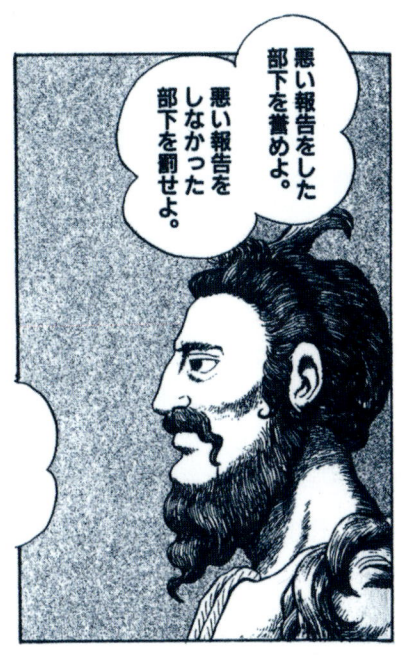

© 石森章太郎プロ／小学館
『新・日本経済入門（日本国破産編）』

■ リスクマネジメントの4段階

若い女の子が喋るギャル語でちょっと前に流行ったのが，怒りの6段活用です。

> 第1段階　おこ
> 第2段階　まじおこ
> 第3段階　激おこプンプン丸
> 第4段階　ムカ着火ファイヤー
> 第5段階　カム着火インフェルノォォォォォオオウ
> 第6段階　激おこスティックファイナリアリティぷんぷんドリーム

医療事故のリスクマネジメントについては，当たり前のことを段階を追ってまとめただけですが，次の4段階です。

①まず，言うまでもないことですが，事故を起こさないこと。

法律論的には，研鑽義務や転送義務がこの段階で重要性を持ちます。これらの点は，第3章でご説明します。

よく野球の指導者は「ミスを恐れるな！」と言いますが，単純な医療ミスを犯してしまった医療者のかなりの方に申し上げたいのは，「ミスを恐ろ！」という逆の言葉です。ミスを何度も犯しているうちにミスを犯すことに対する危機感が鈍麻していくことは非常に恐ろしいことです。ソフトボール出身の小林浩美日本女子プロゴルフ協会会長は「ゴルフは野球と違って遊び球とかがなくて精神的にキツイ」とテレビ解説していたことがあります。医療行為もアソビの少ない仕事です。キツイのは承知で申し上げます。

②つぎに，もし事故が起きてしまってもトラブルにはしないこと。

親身な対応と記録を残すことの重要性を第4章でご説明します。

③そして,残念ながらトラブルに陥ってしまっても,できれば訴訟は回避すること。

トラブルへの対処の仕方,説明のマニュアルを第5章で紹介します。

④それでも,訴訟になってしまった場合は,診療の延長線上に裁判を位置付け全力で取り組むこと。

医療界全体のために示談すべきでない事案というのはあります。

医療訴訟については,拙著『医療訴訟Q&A』(財団法人(現　公益財団法人)労災保険情報センター,2012年)も併せてお読みいただければ幸いです。

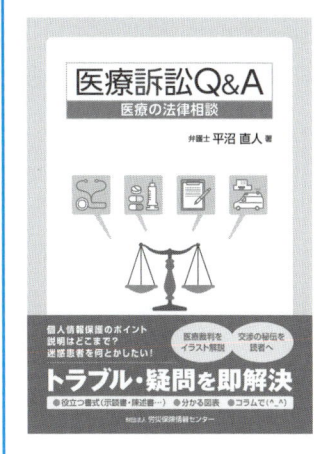

医療訴訟 Q&A　医療の法律相談

医療法律書では取り上げていない基本的・重要な問題,よくあるトラブルを,Q&A形式で,判例,図解などを交え分かりやすく解説。

2 失われた10年から何を学ぶか

◼ 医療クライシスの始まり

　平成11年1月11日。この"1"が5つもゾロ目になった日に，**横浜市大病院患者取違え事件**は発生しました。
　この事件がマスコミでセンセーショナルに報道されたことで，**医療バッシング**の嵐が吹き荒れることになります。

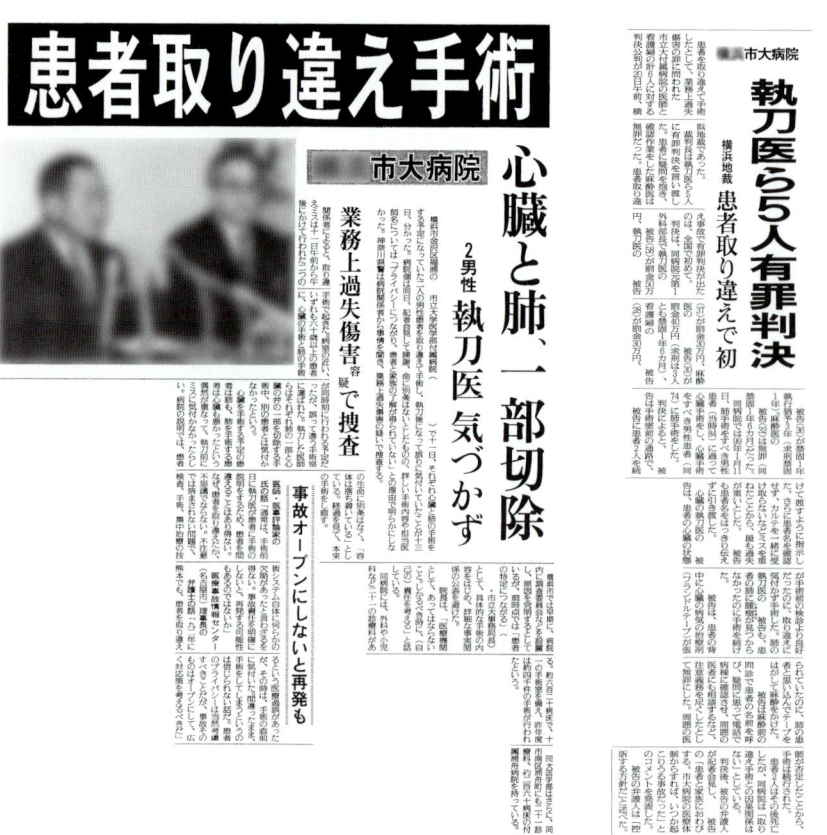

平成11(1999)年1月14日　読売新聞(左)，平成13(2001)年9月20日　朝日新聞(右)

■ 横浜市大病院患者取違え事件

　事件は，心臓の手術（僧帽弁形成又は置換）を受ける予定の山崎さん（仮名。74歳）と肺の手術（開胸生検・右肺上葉切除・リンパ節廓清）を受ける予定の柴田さん（仮名。84歳）の2人を，D看護師がひとりで2台のストレッチャーを同時に手術室まで運び，手術室のE看護師が引き渡しを受けた際に山崎さんと柴田さんが入れ替わってしまい，それぞれ間違った手術を受けてしまったというものです。

　横浜市大病院では，ひとりの看護師が2名の患者を同時に搬送することもままあったようですが，これまで患者の取違え事故は起こしたことがなかったそうです。

　では，どうして今回は取違えが起きてしまったのか，それを考えることこそ大切です。

　この事件を解く鍵は，言葉の語尾の恐ろしさと恥ずかしいというプライドやチーム医療におけるメンバーに対する敬意の欠如にあると思います。

　取違えのいきさつを具体的にご紹介しましょう。

　E看護師は，偶然，手術室交換ホールに昨日担当看護師のピンチヒッターとして術前訪問した山崎さんと柴田さんの2人をD看護師が搬送して来たのに気付き，善意からこれを受け入れることにしました。

　しかし，E看護師はまず山崎さんの引き渡しを受けるに当たり，上記のいきさつで自分の受け持ちではなかったため，それが山崎さんか柴田さんか自信がなかったのですが，後輩の担当看護師が近くに来ていた手前，先輩として術前訪問した患者の名前が分からないことが恥ずかしいとの思いから，D看護師に対して

「山崎さん……」

とつぶやきました。

　ところが，これを聞いたD看護師は

「山崎さんと……」

と聞き違えて，山崎さんともうひとりのほうは柴田さんだという意味で，
「柴田さん」
と答えてしまったため，E看護師はここで山崎さんを柴田さんと取り違えてしまいました。

　事故というのは，<u>システムに内在するような必然とちょっとしたコミュニケーションエラーのような偶然</u>で起こるものだと痛感します。

　なお，柴田さんには山崎さんの自己血が大量に輸血されました。患者さん両名の血液型が一致していたため，死亡のような重大な結果が避けられたことは不幸中の幸いというべきです。

　因みに，市大事件の判決では，同種事故が前例として2件あるとされています。
　1件は，平成4年に熊本市民病院で，市大と非常に似たケースで肺の手術を受ける患者と肝臓の手術を受ける患者を取り違えたもので，肝臓は一部切除してしまいましたが，肺は開胸のみで切る寸前に病院側が気付きました。

　もう1件は，いわきの市立病院で，切迫流産の検診に訪れた妊娠4か月の妊婦と同姓の中絶手術を受ける患者とを誤認し，中絶手術を行ってしまったものです。センセーショナルな見出しが躍っています。胸が痛む事故です。

昭和62（1987）年9月30日　読売新聞

他者を尊敬し誠実に行動すること

こうした受け渡しの際のほんの小さなコミュニケーションエラーで市大病院で患者は取り違えられてしまったのですが、それぞれの手術室において、まだまだ取違えに気付き、あべこべ手術を中止するチャンスは沢山ありました。

麻酔科医Ｆは、心エコー検査の結果等から患者の同一性に疑義を抱き手術室看護師に指示して病棟に電話をさせていますが、指示を受けた看護師は何かくすくす笑っているような口調で、「ちょっと変なことをうかがいますが、麻酔の先生が何かちょっと顔が違うって気がすると言ってるんですが」といった調子で確認したにとどまり、患者の取違え発見には結び付きませんでした。

患者が違うのではないかなどということを医師が口にするのは普通のことではありませんが、そのとき、チーム内の他のメンバーが「何バカなこと言ってるんだ」と軽く受け流すか、「万が一ということもある」と真摯に受け止めるかで、結果がまったく異なってきたかもしれません。

最近、我が国の社会は他者に対する敬意が欠けて来ていると感じます。それは決して失ってはならない日本人の美徳だったはずです。

また、麻酔科医Ｃは、肺の手術を受ける患者の背中にフランドルテープ（血管を広げる貼り薬）が貼られていましたが、「何これ」と言って剥がしています。Ｃ医師を含めてフランドルテープに関する知識を欠いていたようであることも問題かもしれませんが、術前の清拭の際に不要なものであれば剥がしてあるのが当然でしょうから、この点も病棟の看護師なんていい加減なもんだという認識を前提にしていると言わざるを得ません。

さらに、心臓手術の手術室に入室していた麻酔科の教授は本来なされていなければならない胸毛や陰毛の剃毛がなされていないことに気付いてその旨を指摘していますが、この事態を教授や他の医師が患者の取違えと発想せずに看護師の怠慢と決めつけてしまったようなことも残念です。

■ 法律家はチーム医療における各人の責任をどう見たか

本件は刑事裁判となりました。

◎検察求刑

検察官は，患者両名それぞれの執刀医・麻酔科医計4名につき，禁錮1年6か月，看護師D・Eにつき，禁錮1年の刑を求めました。

この求刑から，検察官は，チーム医療において医師の責任を重く見ていることが分かります。

◎1審判決

これに対して，1審横浜地裁は，

被告人A（教授，第一外科部長）	罰金50万円
被告人B（助手，一般外科責任者）	罰金30万円
被告人C（麻酔科研修医）	罰金40万円
被告人F（麻酔科医）	無罪
被告人D（病棟看護師）	罰金30万円
被告人E（手術室看護師）	禁錮1年・執行猶予3年

と宣告しました（平成13年9月20日判決）。

検察官の求刑と異なり，裁判所は，直接の取違えを犯した被告人Eを重く処罰しました。

A教授については，在室者に何か変わったことはなかったかと尋ねるべきであったとしています。

C研修医については，患者の背中に脊柱管狭窄症の手術痕が見当たらないことに気付いたにもかかわらず，オーベンから「検査だったんじゃないかな」と言われると，術前回診でその手術痕を確認していなかったことを秘して，同調してしまいました。

◎控訴審判決

　この判決に対して控訴がなされ，東京高裁は，被告人Fを罰金25万円，その他5名の被告人を全員罰金50万円とする判決を言い渡しました（平成15年3月25日）。

　被告人の間の平等と連帯責任を重視したのでしょうか。現代の五人組，いや六人組だと揶揄する向きもあります。

　被告人Fについては，「他の被告に比べて過失は軽いとはいえ，患者の同一性に疑問を持った後の行動に問題があった」としました。少し厳しい要求のようにも思えますが，リスクマネジメント的には，第1章でご紹介したツーチャレンジ・ルール（17頁参照）を周知徹底すべきことを痛感します。

◎最高裁決定

　最高裁第二小法廷は被告人Fの上告を棄却しています（平成19年3月26日）。他の5名については，上告していません。

患者取違えは続いている

本件事故を受けて，横浜市大が報告書を公表したり（横浜市立大学医学部附属病院の医療事故に関する事故調査委員会，平成11年3月），厚生労働省が「患者誤認事故防止方策に関する検討会報告書」（平成11年5月）を発表したりしました。

これら報告書で提言された患者識別バンドの装着などは，患者取違え防止に効果を発揮し，実際，患者取違えの医療事故やヒヤリハットは減少したように感じられます。

また，上記厚生労働省報告書で取り上げられている **4M-4E 方式**（NASAの事故分析）や **SHEL モデル**（航空機事故）による分析は勉強になります。

4M-4E の 4M とは，事故原因の分類に用いられる区分であり，

① MAN（人間）
② MACHINE（物・機械）
③ MEDIA（環境）
④ MANAGEMENT（管理）

の4つであり，4E とは，事故対策の分類に用いられる区分であり，

① EDUCATION（教育・訓練）
② ENGINEERING（技術・工学）
③ ENFORCEMENT（強化・徹底）
④ EXAMPLE（模範）

の4つを指します。

SHEL モデルについてはインパクトのある図のみをご紹介するにとどめます。

SHEL モデル

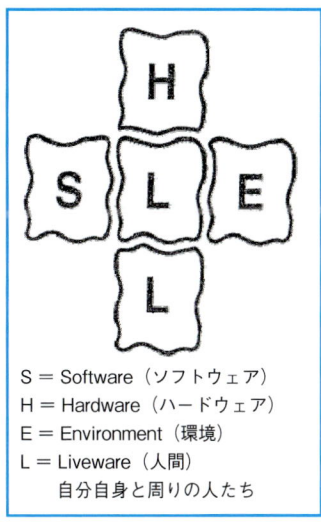

S = Software（ソフトウェア）
H = Hardware（ハードウェア）
E = Environment（環境）
L = Liveware（人間）
　　自分自身と周りの人たち

　それでも患者取違え事故は日々発生しています。こうした分析モデルが医療現場には妥当しないのではないかという根本的な疑問も根強いところです。
　最近でも，熊本大医学部附属病院で健康な患者と肺がんの患者の検体を取り違えて健康な患者の肺の一部を切除してしまったという事故が起きています（平成25年9月21日付け朝日新聞）。
　本書脱稿間際には，国立成育医療研究センターで，がん治療のため1歳男児から取り出し本人に戻す予定だった血液をつくる幹細胞を誤って，別の4歳女児に注射する患者取違え事故が報道されています（平成26年1月7日付け朝日新聞）。

都立広尾病院事件

　横浜市大患者取違え事件のちょうど1か月後，平成11年2月11日，東京都立広尾病院で今度は薬剤の取違え事故が起きてしまいます。

　左中指骨膜切除手術を受けた慢性関節リウマチの患者に対し，吉田看護師（仮名）がヘパロックする際，ヘパ生と他の患者に使用するはずだったヒビグルを取り違えて準備してしまいました。

　ここで，吉田看護師は誤ってヒビグルを入れた注射器を患者の床頭台（しょうとうだい）の上に置き，それから他の患者の世話をするため，その場を離れました。

　すると，患者はナースコールで西川看護師（仮名）を呼びました。この時，広尾病院ではヘパ生であればヘパ生と注射筒に黒マジックで書かれているはずであるのに，西川看護師はその確認を怠って，ヘパロックしてしまいました。

　患者が「胸が苦しい，熱い」と異常を訴えたため，西川看護師は当直の中村医師（仮名）を呼び，その指示によって維持液を静脈に点滴してしまったものですから，ヘパロックしていたヒビグルが全量，患者の体内に注入されることになり，1時間半ほど後の午前10時44分，死亡してしまいました。

　吉田看護師は禁錮1年・執行猶予3年，西川看護師は禁錮8か月・執行猶予3年の刑に処されました（東京地裁平成12年12月27日判決）。

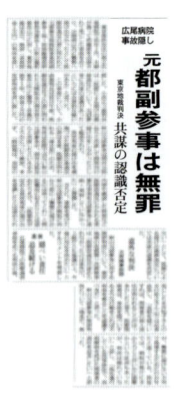

平成13年（2001）年8月31日　朝日新聞

2 失われた10年から何を学ぶか

■ 異状死の届出義務

医師法21条は，異状死の届出義務を規定しています。

> 医師は，死体又は妊娠4月以上の死産児を検案して異状があると認めたときは，24時間以内に所轄警察署に届け出なければならない。

この異状死届出義務違反には，50万円以下の罰金刑が科せられることになっていて（医師法33条の2第1号），医療機関の隠ぺい体質を糺す武器として，あるいは業務上過失致死罪という本丸の別件というか微罪部分として利用されて来ました。

都立広尾病院事件では，事故の翌日午前8時30分から院内の対策会議が開かれ，院長は，後に裁判所から「優柔不断」との誹りを受けながらも，「警察に届け出をしましょう」と言って決断しましたが，東京都の病院事業部から待ったがかかり，そのため主治医が急死を確認し死体を検案した前日の午前10時44分から24時間が経過してしまいました。病院事業部の副参事が広尾病院に到着したのは午前11時過ぎのことでした。

その結果，院長は異状死届出義務違反により2万円の罰金を科されました（東京地裁平成13年8月30日判決）。この事件は最高裁まで争われ，最高裁は，医師法21条の異状死届出義務は自己負罪拒否特権（いわゆる黙秘権）を保障する憲法38条1項に違反しないとして，虚偽有印公文書作成罪と合わせて懲役1年（執行猶予3年）・罰金2万円の刑が確定しました（第三小法廷平成16年4月13日判決）。

しかし，もう一度，冒頭の医師法21条をお読みください。届出義務があるのは死体を検案した医師，本件では主治医のはずです。

🔸では，どうして院長は処罰されてしまったのか？

答えは，裁判所が共謀共同正犯という理論を使ったからです。

この理論は，例えば暴力団同士の抗争で鉄砲玉と呼ばれる若い衆を実行正

犯とし組長をせいぜい共犯とするのでは実態に比して不十分ではないかという問題意識に発し，黒幕である組長を実態通り正犯者として処罰するために，実行行為者と共謀することで共同して犯罪を実行したとみなすという代物（しろもの）です。我が国の判例上は確立していますが，学説では未だに否定説も強力に論陣を張っています。

　そして，都立広尾病院事件では，院長は主治医らと共謀して医師法21条違反の罪を犯したとして，ヤクザの親分に適用する共謀共同正犯理論を都立病院の院長に用いたわけです。

　振り返ってみると医療バッシングの世相を恐ろしいほど見事に映し出している法的判断だと感じ入ります。

　さて，異状死届出の実務的な対策ですが，届け出れば業務上過失致死罪の嫌疑を掛けられる，さりとて届け出なければ医師法違反で罰せられるという進退両難から脱出するには，隠ぺいと非難されないように警察に"届け出"ではなく"報告"ないし"相談"するという方策があります。詳しくは拙著『医療訴訟Q&A』112頁〜118頁をご覧くだされば幸いです。

　なお，医師法の異状死届出義務は医療現場を萎縮させ続けているわけですが，いわゆる応招（おうしょう）義務を定めた医師法19条違反には罰則がありません。昭和23年7月30日，国民医療法から医師法に移行する際に，罰則は廃止されているのです。このことは，モンスターペイシェントに毅然とした態度を取っていただきたい根拠の1つとなっています。

2 失われた10年から何を学ぶか

■ 割り箸事件――自己紹介を兼ねて

　横浜市大病院事件，都立広尾病院事件と相次いだこの年，私が弁護士として10年間，心血を注ぐことになる割り箸事件が起きます。

　平成11年7月10日（土）午後6時頃，とある盆踊り会場で4歳の男の子が綿菓子の割り箸をくわえたまま転倒，割り箸がのどに刺さったということで杏林大学医学部付属病院の耳鼻咽喉科夜間一・二次救急外来に搬送されました。

　担当医は，患部は止血しており異物も見られず，児に意識障害も見られないことから，軟らかいものを食べさせることなどを指導して母親とともに帰宅してもらいました。

　ところが，翌朝，児は心肺停止状態にあることが発見され，再び杏林大学病院に搬送されましたが，死亡が確認されました。

　同月12日，司法解剖の結果，頭蓋内に折れた割り箸約8cmが見つかり，これはおよそ割り箸の長さの半分に当たりますが，担当医に重大な見逃しがあるものとしてテレビのワイドショーや女性雑誌でセンセーショナルに一斉に取り上げられました。

　こうして，担当医は業務上過失致死罪で起訴され，民事事件では杏林大学とともに被告となって損害賠償請求訴訟を遺族から提起されました。

　それからの10年間，医療バッシングの嵐に巻き込まれた私は，その渦中にあって日夜顧問病院の弁護に明け暮れる一方，医療のリスクマネジメントについてあれこれ考えざるを得ませんでした。それが本書を結実させたと思います。本書は私の血と汗の結晶なのです。

■ 報道されない真実

割り箸事件の流れを簡単にまとめてみました。

平成 11 年	7 月	事件発生
12 年	7 月	警視庁，担当医を業務上過失致死の容疑で書類送検
12 年	10 月	両親が約 9,000 万円の損害賠償を求めて訴訟提起（民事訴訟）
14 年	8 月	東京地検が在宅起訴（刑事訴訟）
18 年	3 月	東京地裁無罪判決（刑事）
20 年	2 月	東京地裁請求棄却（民事）
20 年	11 月	東京高裁無罪判決（刑事確定）
21 年	4 月	東京高裁控訴棄却（民事確定）

東京地裁の無罪判決は，頭蓋内に割り箸のあることを見逃したのは医師の過失だが，たとえ割り箸を発見していても有効な治療法はなく救命できないから，死亡との因果関係がないとして無罪となったものです。

これに対して，東京高裁は，「頚静脈孔に異物が刺入すること自体人類史上例がなく，また，割り箸は検察の主張と異なり外側（頬側）にそれており，鼻咽腔ファイバーによっても視認できなかったから，医師の過失は問えない」旨判示して，完全な無罪判決を宣告しました。

テレビの視聴者や新聞の読者にとって確かに医学的に難しい話なのかもしれませんが，マスコミは，割り箸が頭蓋底の頚静脈孔を通って，しかも硬口蓋で方向を変えて正中の脳幹方向でなく側方の小脳に刺さったという重要な事実を報道しませんでした。

そのため，医師の皆様からは頭蓋底骨折があるから症状に気付いたはずだといった誤解があり，一般人からは頭の中に入った以上どこかに穴が空いていたはずだというぼんやりとした思い込みを払拭できなかったのです。

単刀直入に申しましょう。この時期，警察・検察・マスコミは，結果論か

もしれませんが，国民・世論をミスリードし，医師は悪者に仕立て上げられたと感じています。

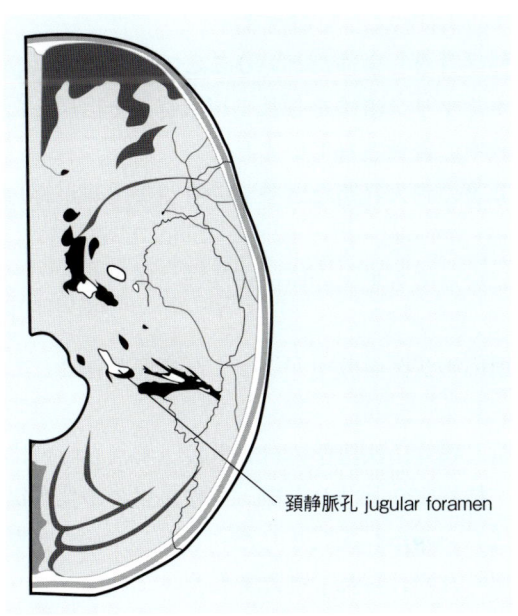

頭蓋底の解剖図

頸静脈孔 jugular foramen

嵐の10年の終焉

割り箸事件は，検察が高裁の無罪判決には上告すべき誤りはないとして上告を断念したため，平成20年12月，担当医の無罪が確定しました。

同じ年の8月，福島県立大野病院事件で無罪判決，翌平成21年4月，東京女子医大心臓手術事件の佐藤医師の無罪判決が確定し，平成11年から吹き荒れた医療バッシングの嵐は遠ざかり，やがて止んでいきました。

弁護士として伝えたいこと

　割り箸事件については，言っておかなければならないことが山ほどあります。いつかきちんとまとめなければと思っています。

　ここでは，1点だけお伝えしておきます。

　何と割り箸事件は首なし事件だということです。

　患児の頭部はホルマリン漬けをされて司法解剖を担当した信濃町の慶応大学病院の法医学教室に保管されていました。

　これにより割り箸の刺入経路など多くの有益な情報が得られた可能性があります。

　しかし，裁判になっても患児の頭部が法廷に顕出されることはありませんでした。

　検察官曰く，慶応の法医学教室が誤って医療廃棄物として廃棄してしまったと言うのです。

　私は俄かには信じ難く，法医学の村井教授（解剖当時）に尋問するため慶応病院を裁判官・検察官らと訪れた際，本件患児の頭部が保管されていた場所を確認させてほしいと申し入れました。しかし，私の要求は関係者に対して失礼だなどと罵られ容れられませんでした。

　平成22年10月，凛の会事件での厚生労働省村木厚子課長（事件当時。平成25年7月，厚生労働事務次官）の逮捕・無罪に絡んで，大阪地検特捜部の証拠改ざんが明るみに出ます。その後暴露された検察の腐敗ぶりは皆様ご存知のとおりです。

　割り箸事件を通じて痛感したのは，結局，弁護士としての自分は法律や裁判によってしか正義を実現できないし，訴訟という仕組みには様々な問題があるのは事実だけれども，国民の人権，したがって，もちろん医師の立場を守る最後の砦は裁判所をおいてほかにないということでした。

　その意味で，某人気司会者・タレントが朝のワイドショーで，民事の東京地裁判決を指して，「素人でも脳に損傷がないかを考える」と裁判経過を無

視したあまりに無知・無神経で断定的なコメントをしたのには，強い憤りを感じました。

　この振る舞いにより，NHKと民放でつくるBPO（放送倫理・番組向上機構）は，同番組に対して，正確性や公平性を確保するよう勧告を行いました。

　これを受けて，平成21年11月2日，同氏は「関係者と視聴者におわびするとともに，再発防止に努めたい」と謝罪しました。

東京地裁内司法記者クラブでの記者会見の様子

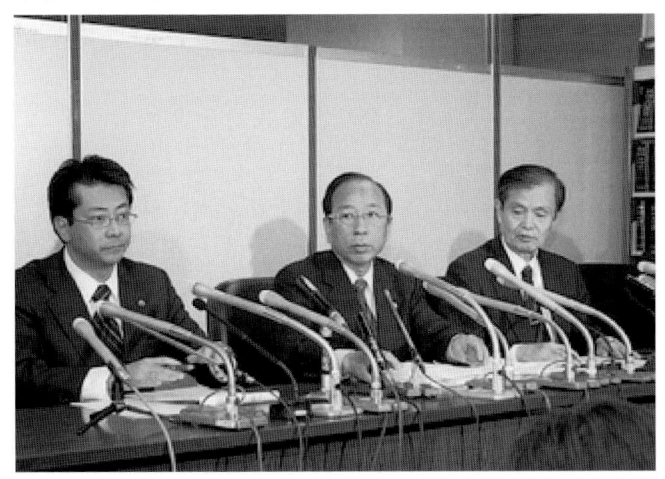

平成20年11月20日　左端が筆者

■ 医療訴訟の数は当然右肩上がり？

　さて，今度は統計的に医療訴訟を概観してまいりましょう。
　医療訴訟の件数って当然増加の一途をたどっていると思われてませんか？
　そんなこと当たり前だろうと怒られそうですが，あに図らんや，この8年くらいは減少傾向にあります。折れ線グラフをご覧ください。
　日本全国で1年間に起こされた医療過誤訴訟の件数です。昭和45年，私がまだ幼稚園のころですが，102件，まぁ100件と覚えておけばいいですね。その後は確かに順調（？）に数が増えていきます。
　"嵐の10年"のスタートが平成11年ですから，その1年後の平成12年には678件から795件と約2割も増加しています。
　そして平成15年には初めて1,000件の大台を突破し，平成16年には1,110件とピークに達します。
　平成16年というのは慈恵医大青戸病院事件で腹腔鏡下手術中の大量出血により患者を死亡させたとして泌尿器科医3名が有罪判決を出されたような年です。まさに嵐が一番激しく吹き荒れた年でした。
　しかし同時に，行き過ぎた医療バッシングに反省の兆しが見え始めた年でもありました。
　実際，翌平成17年には999件と再び3ケタに戻ります。
　そして，平成18年5月，当時虎の門病院の泌尿器科部長だった小松秀樹先生が朝日新聞社から『医療崩壊』を出版し，"医療の不確実性"というものがインテリ層を中心に広く世間の理解を得られるようになって来ます。大きく潮目が変わった瞬間だったと思います。
　平成20年には800件台に減少。この年は先に書いたように医療事件の無罪判決（37頁参照）が相次いだ年でした。
　こうして平成21年以降は常に700件台をキープし，平成11年以前の状態に復したと評価してよいと思います。

2 失われた10年から何を学ぶか

医事関係訴訟の推移

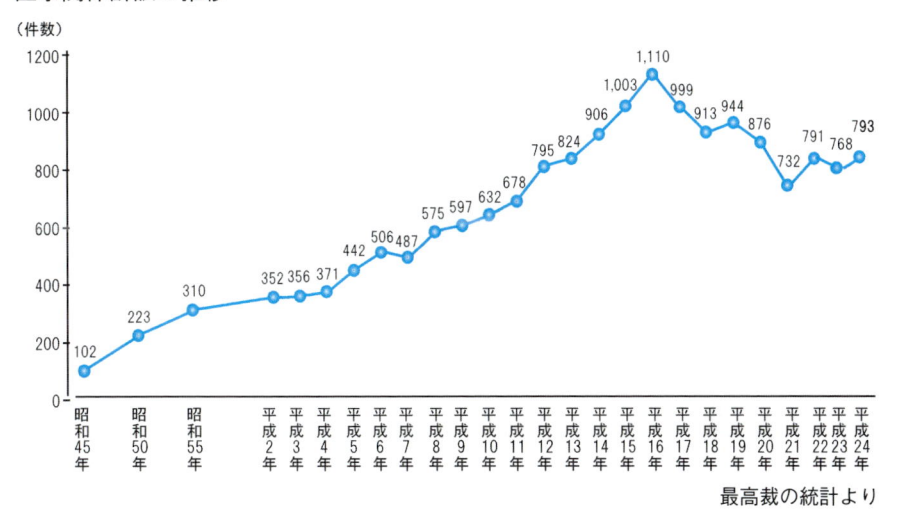

（件数）

年	件数
昭和45年	102
昭和50年	223
昭和55年	310
平成2年	352
平成3年	356
平成4年	371
平成5年	442
平成6年	506
平成7年	487
平成8年	575
平成9年	597
平成10年	632
平成11年	678
平成12年	795
平成13年	824
平成14年	906
平成15年	1,003
平成16年	1,110
平成17年	999
平成18年	913
平成19年	944
平成20年	876
平成21年	732
平成22年	791
平成23年	768
平成24年	793

最高裁の統計より

■ 医療訴訟の勝訴率

　もし医療訴訟を起こされたら，どのくらいの割合で医療側は敗訴してしまうのでしょうか？　逆に言えば，原告（患者・遺族側）の請求は何割くらい認容されるのか，想像してください。

　次頁の表は，訴訟事件の認容率を示しています。裁判全体の中で原告に金銭が1円でも支払われた事件の割合はどれくらいかということです。

　左側のグレーの部分は，全事件の認容率です。過去14年にわたって常に80％台です。裁判は，テマもヒマもカネもかかります。敗ける裁判は起こさないことが分かります。真ん中はそのうち証人尋問を行った事件，つまりそれだけ判断の難しい事件という趣旨だと思いますが，そうした事件ですら認容率は常に60％台で推移しています。

　これに対して，医療訴訟はどうでしょうか？　一番右側の青の背景の列をご覧ください。医療崩壊が始まった平成11年の翌年，平成12年は認容率が46.9％と半数に迫る勢いでした。

　それでも患者側の勝訴率は半数に満たなかったという点は特筆しておくべきでしょう。

　平成13年から19年までは35％から45％の間で推移します。

　しかし，平成20年には20％台に下降し，ついに平成22年には20.2％にまで落ち込んでいます。

　つまり5件に1件ないし4件に1件しか原告は勝訴できなくなっているのです。

　しかも勝訴と言っても，例えば1億円訴えて100万円の認容判決も含まれているわけです。

2 失われた10年から何を学ぶか

地裁民事第一審通常訴訟事件・医事関係訴訟事件の認容率

区分 年	地裁民事第一審通常訴訟事件	（うち人証調べ実施）	医事関係訴訟事件
平成11年	86.1	69.9	30.4
平成12年	85.2	68.7	46.9
平成13年	85.3	68.7	38.3
平成14年	84.9	68.2	38.6
平成15年	85.2	68.7	44.3
平成16年	84.1	67.4	39.5
平成17年	83.4	65.4	37.6
平成18年	82.4	63.5	35.1
平成19年	83.5	63.8	37.8
平成20年	84.2	62.4	26.7
平成21年	85.3	62.5	25.3
平成22年	87.6	62.4	20.2
平成23年	84.8	62.5	25.4
平成24年	84.4	62.5	22.6

最高裁のホームページより

医療訴訟はどのようにして終わることが多いのか？

前項の認容率は判決の統計です。

実際には，医療訴訟は，次頁の表のとおり，ほぼ半数が和解により解決します。

和解と一口に言っても請求金額の満額に近いものから，ゼロないし数十万円の見舞金や弔慰金を支払うにとどまるものまで色々です。ゼロの場合はその代わり診療報酬の自己負担分を請求しないといった和解となったり，金銭的な負担はなく謝罪のみとなったりします。その範囲で原告にもメリットがあるわけです。判決で謝罪を命じることは出来ません。

医療訴訟の平均審理期間は2年前後ですが，和解であれば訴訟開始から数か月以内に早期に解決することもあります。

次に，判決は約40％です。

あと5％くらいは取下げ，残りの5％は請求放棄等です。

取下げと請求放棄の違いは，取下げには被告の同意が要りますが，再訴は可能です。これに対し，請求放棄は，被告の同意は要件とならず，もちろん再訴できません。

2 失われた10年から何を学ぶか

医事関係訴訟事件の終局区分別既済件数及びその割合

年	区分	判決	和解	請求放棄	請求認諾	取下	その他	計
平成14年	件数	386	381	1	0	63	38	869
	比率	44.4	43.8	0.1	0.0	7.2	4.4	100.0
平成15年	件数	406	508	4	3	47	67	1035
	比率	39.2	49.1	0.4	0.3	4.5	6.5	100.0
平成16年	件数	405	463	2	0	49	85	1004
	比率	40.3	46.1	0.2	0.0	4.9	8.5	100.0
平成17年	件数	400	529	0	0	46	87	1062
	比率	37.7	49.8	0.0	0.0	4.3	8.2	100.0
平成18年	件数	402	607	1	1	50	78	1139
	比率	35.3	53.3	0.1	0.1	4.4	6.8	100.0
平成19年	件数	365	536	1	1	47	77	1027
	比率	35.5	52.2	0.1	0.1	4.6	7.5	100.0
平成20年	件数	371	493	3	0	40	79	986
	比率	37.6	50.0	0.3	0.0	4.1	8.0	100.0
平成21年	件数	366	473	2	0	38	73	952
	比率	38.4	49.7	0.2	0.0	4	7.7	100.0
平成22年	件数	324	488	3	1	51	54	921
	比率	35.2	53.0	0.3	0.1	5.5	5.9	100.0
平成23年	件数	294	406	5	0	31	65	801
	比率	36.7	50.7	0.6	0.0	3.9	8.1	100.0
平成24年	件数	319	433	3	0	34	55	844
	比率	37.8	51.3	0.4	0.0	4.0	6.5	100.0

最高裁のホームページより

我が国に医療裁判所があるのをご存知ですか？

　平成13年4月，東京地裁と大阪地裁に医療裁判所が誕生しています。東京では医療集中部，大阪では医事部と呼んでいます。

　東京地裁の民事部は，民事第1部から第50部まであります。1か部は4人くらいの裁判官で構成されています。

　50か部のうち，14・30・34・35部の4か部が医療集中部です。

　27部は交通部で，交通事故しか扱わない専門部ですが，医療集中部は，医療事件は上記4か部に集中的に配点されるものの，医療事件以外の通常事件も扱うため専門部でなく集中部とされています。現在では，全国に9か所設置されています。

　さて，例えば，患者さんが大分県の人で東京の病院にかかっていたとします。

　その場合，医療裁判を司るのは，大分地裁でしょうか，それとも東京地裁でしょうか？

　答えは，患者はどちらの裁判所にも訴えることが出来ます。ですので，通常は大分地裁に起こすことになります。

　そこで，訴状が大分地裁に提出された場合，被告病院としては，大分地裁では遠方なので東京地裁で裁判をして欲しいという申立てをすることができます。

　これが移送申立です。

　必ずしも申立ては認められるというわけではありませんが，最近，私も数は多くありませんが，移送決定を得ています。そのいずれの決定理由にもその地裁には医療部がなく東京地裁には医療集中部があることを理由に挙げていました。参考にしてみてください。

2 失われた10年から何を学ぶか

医療裁判所の誕生

平成13年4月

- 東京
- 大阪
- 福岡
- 千葉
- 名古屋
- 札幌
- 横浜
- さいたま
- 仙台

地方裁判所
医療集中部

医療 ADR の広がり

それから医療裁判所とともに注目すべきは，医療 ADR です。

ADR は，日本語訳では，「裁判外紛争解決手続」と言いますが，ADR の略称で呼ぶのが一般です。

Alternative Dispute Resolution の頭文字をとっています。

原発事故を機に設置された原発 ADR をご存知かもしれませんね。正式名称は，原子力損害賠償紛争解決センターです。

医療 ADR について詳しくは拙著『医療訴訟 Q & A』129 頁をお読みください。

医療 ADR は，平成 19 年 9 月，東京の 3 つの弁護士会（東京三会）が協同して発足しました。現在では，各地で，弁護士会はじめ医師会（茨城県）や NPO（千葉）が主体となって運営されています。

裁判と違って，管轄というものがないので，どこの ADR に申し立ててもいいのです。例えば，横浜の事件でも東京の 3 つの弁護士会のいずれにも申し立てることが出来ます。裁判では必ずしもこうはいきません。

患者側との話し合いを求める医療機関側からも比較的抵抗感なく申し立てがなされているようです。

金額交渉で膠着状態に陥ったとき，説明会開催の要求があるのだけれど中立・公平な第三者の立会いを望むとき，話はまとまっているのに示談書の文言に納得が得られないとき etc., どうぞ活用をご検討ください。

また，医療機関から患者さん側に ADR への申立ての検討を促すことは悪いことだとは思いません。

東京三会では分かりやすいパンフレットを作成・配布しています。どうぞご利用ください。

2 失われた10年から何を学ぶか

医療ADRの広がり

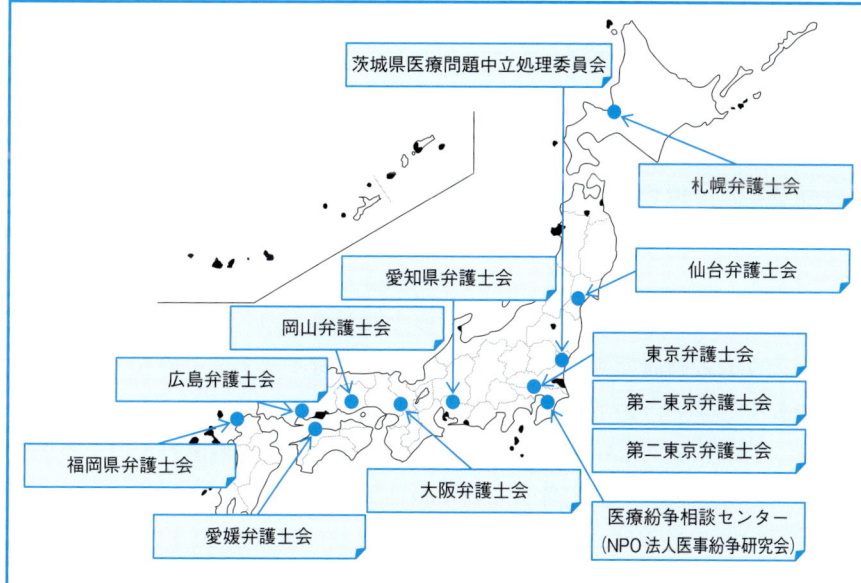

（地図上の表示）
- 茨城県医療問題中立処理委員会
- 札幌弁護士会
- 仙台弁護士会
- 愛知県弁護士会
- 東京弁護士会
- 第一東京弁護士会
- 第二東京弁護士会
- 岡山弁護士会
- 広島弁護士会
- 福岡県弁護士会
- 愛媛弁護士会
- 大阪弁護士会
- 医療紛争相談センター（NPO法人医事紛争研究会）

医療ADR所在地一覧

札幌弁護士会　医療紛争解決センター
札幌市中央区北1条西10丁目　札幌弁護士会館2階
TEL：011-251-7730

仙台弁護士会　紛争解決支援センター
仙台市青葉区一番町2-9-18　仙台弁護士会館
TEL：022-223-1005

東京弁護士会　紛争解決センター
千代田区霞が関1-1-3　弁護士会館6階
TEL：03-3581-0031

第一東京弁護士会　仲裁センター
千代田区霞が関1-1-3　弁護士会館11階
TEL：03-3595-8588

第二東京弁護士会　仲裁センター
千代田区霞が関1-1-3　弁護士会館9階
TEL：03-3581-2249

愛知県弁護士会　紛争解決センター
名古屋市中区三の丸1-4-2　愛知県弁護士会館2階
TEL：052-203-1777

公益社団法人総合紛争解決センター
大阪市北区西天満1-12-5　大阪弁護士会館1階
TEL：06-6364-7644

岡山弁護士会　医療仲裁センター岡山
岡山市北区南方1-8-29　岡山弁護士会館
TEL：086-223-4201

広島弁護士会　仲裁センター
広島市中区基町6-27　そごう新館6階
TEL：082-225-1600

愛媛弁護士会　紛争解決センター
松山市三番町4-8-8
TEL：089-941-6279

福岡県弁護士会　紛争解決センター
天神
福岡市中央区渡辺通5-14-12　南天神ビル5階
TEL：092-741-3208
北九州
北九州市小倉北区金田1-4-2　福岡県弁護士会北九州部会内
TEL：093-561-0360
久留米
久留米市篠山町11-5　筑後弁護士会館内
TEL：0942-30-0144

茨城県医療問題中立処理委員会
水戸市笠原町489　メディカルセンター4階
TEL：029-241-8446

医療紛争相談センター（NPO法人医事紛争研究会）
千葉市中央区中央4-10-8
コーケンボイス千葉中央901号室
TEL：043-216-2270

■ 診療科目別件数の栄枯盛衰

医療過誤の御三家と呼ばれる診療科があります。

産科・整形・麻酔です。

では，次頁の表をご覧ください。

分類された診療科では，3ケタのものもある中，麻酔科は，この5年間常に1ケタで最も訴訟数の少ない科となっています。もはや御三家の一角ではないのです。

平成4年に朝日新聞の連載小説となった渡辺淳一の『麻酔』は，妻を医療ミスで失う夫の物語ですが，最後は夫も自分自身ビジネス上の大きなポカをしでかしてしまい，担当の麻酔医を許すというストーリーだったと記憶しています。TVドラマ化もされたこの小説のせいもあって麻酔科イコール医療事故みたいなイメージが定着していたわけです。

麻酔科の医療事故は激減しており，麻酔単独の事故は30年間で10分の1にまで減少したそうです。

その理由として，

> ① 麻酔事故は原因が比較的明らかで
> ② 大半がヒューマンファクターに起因するところから
> ③ 対策を容易に立てられ
> ④ 教育・指導を徹底すれば
> ⑤ 再発防止が可能である

という項目が列挙されていますが，私としては実のところこれだけ裁判件数が減った真の原因が分かりませんし，上記のような建前だけではないように思っています。

2 失われた10年から何を学ぶか

医事関係訴訟事件（地裁）の診療科目別既済件数

診療科目 \ 年	平成20年	平成21年	平成22年	平成23年	平成24年
内科	228	229	237	181	164（20%）
小児科	22	22	22	19	22（3%）
精神科（神経科）	30	33	29	30	33（4%）
皮膚科	9	10	17	7	6（1%）
外科	180	165	142	123	145（18%）
整形外科	108	105	105	93	99（12%）
形成外科	18	19	24	24	24（3%）
泌尿器科	18	22	9	15	18（2%）
産婦人科	99	84	89	82	59（7%）
眼科	27	23	24	22	34（4%）
耳鼻咽喉科	19	19	16	9	19（2%）
歯科	70	71	72	76	86（10%）
麻酔科	8	4	6	8	9（1%）
その他	119	116	104	81	103（13%）

本表の数値は，各診療科における医療事故の起こりやすさを表すものではないので，注意されたい。
（注）複数の診療科目に該当する場合は，そのうちの主要な一科目に計上している。

最高裁のホームページより

では，現在の御三家は何科でしょうか？

私はそれを医療事故のクリーンナップトリオと呼んでいます。野球に興味ない方に分かっていただくには，差し詰めジャイアンツの国民栄誉賞トリオで言えば，3番サード長嶋，4番ファースト王，5番ライト松井です。

まず3番は"さん"で産科です。

次に4番は"し"で歯科です。

最後に5番は"ご"ですが，生憎ゴ科はないので，英語で"ファイブ"→ファイバーで，内視鏡・腹腔鏡など鏡視下の検査・手術です。

このクリーンナップトリオの中で，前頁の表をご覧いただいてお気付きかと思いますが，産科が順調に数を減らしています。その原因が平成21年に始まった産科無過失補償制度によるものか否かは定かではありません。

歯科は，同じく審美性を期待される形成外科とともに増加傾向にあります。東京地裁医療集中部では転倒・転落事故とともに増加の著しい分野と見ています。

大腸内視鏡による穿孔は不可避の合併症ですが，この点，頻度と結果を正確に説明して同意をとっておかないと難しい時代かもしれません。ERCP（内視鏡的逆行性胆管膵管造影）は日帰り検査ですが，ひとたび急性膵炎となれば死亡のリスクも高いことを説明しておくべきでしょう。患者の安易な気持ちと偶発症の重篤さにアンバランスがあります。詳しくは第4章でご説明します。

〈参考文献〉
「わが国の医療事故の現況」（大城孟著，日本医事新報3973号73-77頁，2000年）

■ より細かく診療科目別に統計をとってみると

前項でご紹介した最高裁の統計は，"内科""外科"といったようにざっくりしています。

循環器内科・呼吸器内科といったように臨床に即してより細かく分類したものもご紹介します。医療集中部が公刊している判決集上の分類ですので（『医療訴訟ケースファイル Vol.3・4』2010 年），必ずしも統計的に正確ではありませんが，傾向性はつかめると思います。

東京大阪両地裁医療集中部最新判決の診療科目別件数（平成 18 年 4 月～21 年 3 月）

診 療 科 目	件 数	全件数に対する割合（％）
循環器内科	4	2.2
呼吸器内科	10	5.6
消化器内科	13	7.3
神経内科	3	1.6
その他内科	11	6.2
小児科	6	3.3
循環器外科	2	1.1
呼吸器外科	3	1.6
消化器外科	17	9.6
脳神経外科	14	7.9
整形外科	17	9.6
泌尿器科	2	1.1
産婦人科	27	15
眼科	10	5.6
耳鼻咽喉科	4	2.2
歯科	9	5
麻酔科	2	1.1
美容整形	4	2.2
放射線科	2	1.1
皮膚科	2	1.1
精神科	6	3.3
その他（救急，患者ケア，病理）	9	5
合計	177	

■ 医療行為の類型別に見てみると

　この章でご紹介した医療訴訟の件数，認容率，判決・和解の割合，診療科目別件数の統計は，本書ではかなり古いデータも保存してあるので拾っていますが，新しいところであれば，すべて最高裁のホームページから見ることができます。

　ところが，おそらく皆様がご興味をお持ちの説明義務違反の裁判はどれくらいあるのかとか，看護事故は多いのかといった医療行為の類型別の統計は最高裁からは発表されていないようです。

　そこで，東京地裁の医療集中部のデータに頼るところですが，次頁の表のとおり，これもやや古いものしか見当たりませんでした。

　統計上，おそらく看護事故の割合が増えているものと推測されます。

　ある現役の裁判官からお聞きしたところでは，その中でも転倒・転落の事件が圧倒的に増えているそうです。

　私の経験では，おそらく皆さんの感覚とも一致すると思いますが，入院初日の夜間の事故が圧倒的に多いです。入院時にしっかり患者さんと家族にオリエンテーションするとともに，看護計画を緩める方向での変更は看護師個人において勝手にしないことなどです。例えば看護計画では排便・排尿時は必ずナースコールしてもらい付き添うことと決めていたのに，ひとりでトイレからかえした後，患者が病室内で転倒し，死亡したケースがあり，病院の過失が認められています。転倒に関する説明文書や同意書については拙著『医療訴訟Q＆A』49〜53頁をご覧ください。

　なお，ここでも「麻酔」事故の訴訟件数がゼロという期間があったことが驚きです。

医療行為類型別件数(複数回答)

医療行為の類型	平成13年4月～14年9月		平成14年10月～15年12月	
診断	25	30%	53	25.1%
治療	19	23%	79	37.4%
手術	35	42%	53	25.1%
麻酔	0	0%	5	2.4%
投薬	9	11%	22	10.4%
検査	11	13%	30	14.2%
看護	4	5%	19	9.0%
説明義務違反	15	18%	38	18.0%
その他 (注射・輸血・施設の瑕疵など)	4	5%	5	2.4%

判例タイムズ115 p.51 表6・民事法情報213 p.26 表3 ②

3 理論武装のススメ

■ 医療過誤訴訟の理論は2つだけ！

　リスクマネジメントの見地からは，思い切って医療訴訟の理論は2つだけと言い切りたいと思います。

　1つは，医療水準論。
　1つは，添付文書論。

　リスクマネジメントに役立つ形で理論的な解説を企ててみましょう。

医療過誤訴訟理論の見取図

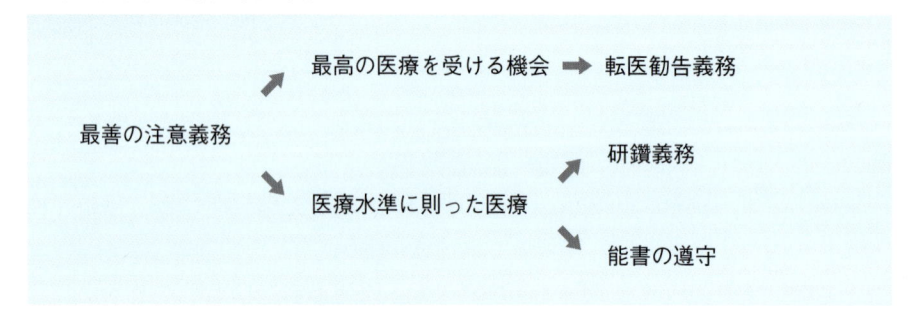

```
                    ┌─→ 最高の医療を受ける機会 ⇒ 転医勧告義務
                    │
  最善の注意義務 ──┤                              ┌─→ 研鑽義務
                    │                              │
                    └─→ 医療水準に則った医療 ──┤
                                                   └─→ 能書の遵守
```

東大病院輸血梅毒事件——最善の注意義務

　昭和23年2月，血清検査証明書を持参した給血者に対し，医師は「身体は丈夫か？」とさいただけで，直ちに採血し，その輸血を受けた患者が梅毒に罹患してしまった事件です。

　控訴審である東京高裁が梅毒感染の危険の有無について患者に問診すべき義務があると判示したのに対して，東大病院は医師に過度の義務を課するものだと反対して上告しました。これに対して，最高裁は次のとおり述べて，上告を斥けました（昭和36年2月16日判決）。

> 　いやしくも人の生命及び健康を管理すべき業務（医業）に従事する者は，その業務の性質に照らし，危険防止のために実験上必要とされる最善の注意義務を要求されるのは已むを得ないところと言わざるを得ない。

　つまり医師には「最善の注意義務」が課されるというわけです。言い換えればベストを尽くせということでしょう。

　法理論上は，業務上の注意義務は確かに高度の注意義務ですが，最善の注意義務というのはこれを超える要求のようです。

　そして，最高裁は明言はしていないのですが，その後の判例の動向を見ると，医師に最善の注意義務を課したその当然の反射として，患者に「最高の医療を受ける権利」を認めたと思われてならないのです。もっとも，私が調べた限りでは最高裁が患者には最高の医療を受ける権利があると述べたことはありません。患者が最高の医療を受ける権利は，原告患者側からはときに主張されるものですが，地裁判決でも正面から認めたものはないようです。

　なお，裁判所は血液検査などの客観的検査ももちろん評価しますが，問診を重視しています。本件では，病院側が仮に梅毒の点について問診していたとしても給血者が正直に答えたとは思われないと反論しましたが，最高裁は正直に答えた可能性があることを指摘して，問診義務を認めています。

医療水準論

しかし，最善の注意義務と言っても抽象的で，具体的な裁判の尺度としては使えません。

そこで登場したのが医療水準論です。

未熟児網膜症に対する光凝固法に関する昭和57年最高裁判決です（昭和57年3月30日）。

事案は，高山日赤病院の眼科医において極小未熟児（昭和44年12月生まれ）につき光凝固法の存在を説明し転医を指示すべき義務があったか否かが争われたものですが，最高裁は，同療法が未だ研究段階を脱していないとして，同病院のレベルは平均的眼科医よりは進んでいたが専門的研究者には到底及ばないと認定した上で，東大病院事件の最善の注意義務を前振りにして，そして次のように述べて病院の責任を否定しました。

> 注意義務の基準となるべきものは，診療当時のいわゆる臨床医学の実践における医療水準である。

"診療当時のいわゆる臨床医学の実践における医療水準"，リスクマネージャーの方などは，是非是非，このフレーズをスラスラ言えるように暗記しておいてください。あなたがスラスラ言うと，見る人が見れば，「おぬし，やるな」ということになりますよ。

本章冒頭で医療訴訟の理論は2つだけと申しましたが，添付文書判決の方も結局は医療水準論に包摂されるものと理解できますので，極論すればこのテーゼだけ覚えておかれればよろしい！

そして，医療水準を確定する材料・物差しとして，私が重要だと思う順番を挙げれば，権威のあるガイドライン，標準的な成書，添付文書ということになります。

■ 医療水準の相対性──姫路日赤事件

◎全国一律か？

　こうして登場した医療水準論は，医療界において，医療水準というものは，現に普遍化し，定着したものを前提にし，一般臨床医の間に十分な知識経験として普及したものを内容とすると理解され，医師会などでも"全国一律のもの"と考えられていました。

◎医療機関の性格

　ところが，姫路日赤事件において，平成7年6月9日，最高裁は，医療水準を決するには，当該医療機関の性格，その所在する地域の医療環境の特性等の諸般の事情を考慮すべきであると述べたのです。つまり，医療水準の医療機関による相対化です。もっとも，法律家の間ではこうした考えはむしろ多数の理解であったようにも思われます。

　最高裁は，当該医療機関に対する「期待」を文字通りその言葉を使って正面から取り上げています。

　そして，本件も未熟児網膜症の光凝固法に関する訴訟なのですが，原審の大阪高裁が厚生省の未熟児網膜症に関する研究班の報告書が公表された昭和50年を基準にして病院を勝訴させたのに対し（昭和49年12月生まれ），最高裁は，このいわゆる「昭和50年線引き論」を否定して，医療機関の性格に応じた医療水準を吟味すべく大阪高裁に差し戻したのです。

　この最高裁判決は，その治療法が「当該医療機関と類似の特性を備えた医療機関に相当程度普及している」かどうかという具体的なエレメントを提示していますので，いい意味での横並び意識をお持ちください。

　なお，医療水準論や医療水準の相対化については，"新規の治療法"に限定されるとの理解もありますが，確かに事案自体は未熟児網膜症に対する光凝固法という新規の治療法に関するものですけれど，やはり一般論と受け止めるべきでしょう。

◎逆転敗訴に確定

　この事件は，差し戻された大阪高裁で平成9年12月4日に2,040万円の支払いを命じる判決が出され，これを不服とする日赤側が最高裁に上告しましたが，平成10年12月17日，上告を棄却する判決が言い渡され，日赤の敗訴が確定しています。

3 理論武装のススメ

研鑽義務

　最善の注意義務という概念は，研鑽義務という形で具体化する場合があります。

　研鑽義務という言葉を使った最高裁判決は存在しないようですが，憲法学の大家であった伊藤正己最高裁判事が補足意見として，次のとおり述べたものがあります（昭和63年1月19日第三小法廷判決）。

> 　医師は，絶えず研さんし，新しい治療法についてもその知識を得る努力をする義務（以下「研さん義務」という。）を負っている。

　具体的案件としては，歯科の例ですが，福岡地裁の平成6年12月26日のアスピリン喘息判決は注目すべきです。

> 　本件事故当時，被告は，ロキソニンを投与するにあたり，その禁忌症であるアスピリン喘息に関する知識の修得に努めなければならないという歯科医師としての研鑽義務を負っていたものというべきであり，それにもかかわらず，被告はアスピリン喘息の概念やアスピリン喘息とロキソニンの関係につき何ら知らなかったのであるから，研鑽義務を尽くしたものとは到底いえず，この点において既に被告のロキソニン投与には過失が認められることになる。

　そして，次のように駄目を押して極めて厳しい判断を下しています。

> 　アスピリン喘息に関する知識が福岡市内の開業歯科医師の間では一般的に定着するに至っていたとはいえないなどの事情は被告に課せられていた研鑽義務を何ら軽減するものではないことは明らかである。

医科の例では，胃切除を受けた早期癌患者に対し副作用のある抗癌剤を大量に投与し続け，患者が副作用により死亡したことにつき，医師の過失を認めた名古屋地裁の平成11年4月8日判決があります。
　次の部分が重要です。

> 　医師としては，補助的な化学療法の適応性，抗癌剤の副作用等当時において一般的な医学的知見となっていることがらについては，当然これを研究しておくべきであり，このことは胃癌の治療をする以上は，専門的医師であると否とで異なることはない。

転送・転医勧告義務

患者には最高の医療を受ける権利があるとすれば，最高の医療を享受させるべく，転送義務や転医勧告義務が重要となります。

◎転送義務

最高裁の平成15年11月11日判決は，開業医に患者を高度な医療を施すことのできる適切な医療機関へ転送すべき義務があるとしました。

事案は，小児科開業医の下に小学校6年生が頭痛・発熱等を訴えて通院していたもので，容態悪化後，市立病院に入院しましたが，原因不明の急性脳症のため，後遺症が残り2歳程度の言語能力さえない状態となってしまいました。

最高裁は，本件診療中，点滴を開始したものの，患者の嘔吐の症状が治まらず，患者には軽度の意識障害等を疑わせる言動があり，これに不安を覚えた母親から診察を求められた時点で，直ちに患者を診断した上で，患者の上記一連の症状からうかがわれる急性脳症等を含む重大で緊急性のある病気に対しても適切に対処し得る，高度な医療機器による精密検査及び入院加療等が可能な医療機関へ患者を転送し，適切な治療を受けさせるべき義務があったと判示しました。

◎転医勧告義務

横浜地裁の平成17年9月14日判決。

患者は，平成7年3月以来，神奈川県の設置する"呼吸器病センター"で入院・外来診療を受けていましたが，平成10年5月，同県の設置する"がんセンター"に転院したところ，肝細胞がんの末期であることが判明し，同月のうちに死亡しました。

本判決は，患者と呼吸器病センターの間には，肺がんのほか肝疾患についても適切かつ最善の診療を行う旨の契約があったことは明白であるとした上で，平成7年3月には，肝機能が悪化していることを強くうかがわせる所見

があり，検査・治療を受ける緊急性があったから，呼吸器病センターの医師は，患者に専門医療機関への転医を勧告すべき診療契約上の義務を負担していたと述べました。

その結果，被告県は約3,000万円の支払を命じられました。

早わかり医療水準

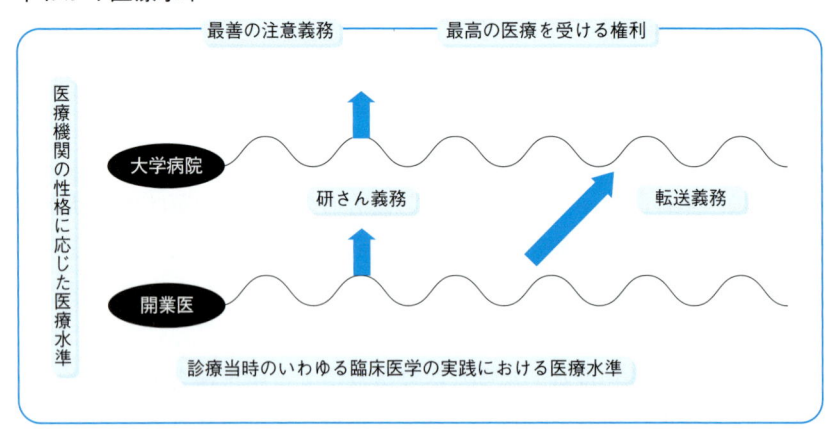

医療機関の性格に応じた医療水準

最善の注意義務 ──── 最高の医療を受ける権利

大学病院

研さん義務　　　転送義務

開業医

診療当時のいわゆる臨床医学の実践における医療水準

3 理論武装のススメ

■ 添付文書に違反すれば即医療ミス!!

さて，もう1つの理論。

事案は，昭和49年のことです。

虫垂炎の手術中，麻酔剤ペルカミンSを用いて腰椎麻酔を行いました。その添付文書には注入後10分ないし15分までは2分間隔で血圧を測定すべきことが記載されていましたが，当時は5分ごとに血圧を測定するのが臨床の実態であり，当該病院でもそうでした。患児は麻酔剤による腰椎麻酔ショックに迷走神経反射が重なり，重度の脳機能低下症の後遺症が残りました。

最高裁判所は平成8年1月23日の判決で次のとおり述べました。

> 医師が医薬品を使用するに当たって添付文書（能書）に記載された使用上の注意事項に従わず，それによって医療事故が発生した場合には，これに従わなかったことにつき特段の合理的理由がない限り，当該医師の過失が推定されるものというべきである。

すなわち，"能書違反は医療過誤"なるドグマが確立したわけです。

臨床に携わる先生方としては大いにご不満のこととは存じます。筆者も然りです。しかし，判例となってしまった以上，対策を練らねばなりません。

① 出来る範囲で添付文書のチェックをお願いします。
② 緊急安全性情報（イエローレター）には当然かもしれませんが特に注意してください。
③ 能書に従わない場合にはエビデンスをご用意ください。

緊急安全性情報と言うと，忘れられない事件があります。

経口腸管洗浄剤ニフレックについては腸管穿孔が6例報告されたため，厚生省は，平成12年3月，腸管穿孔に関する「重要な基本的注意」と「重大な副作用」を新たに記載し，医療関係者への注意喚起を行いましたが，平成13年5月，筆者の担当する病院でニフレック投与後に腸管破裂の事故が起

きてしまいます。主治医は罰金50万円，担当看護師は罰金30万円を科せられてしまいました。諸般の事情から当職が弁護をすることができなかったのも無念です。平成15年9月，上記添付文書改訂後も4例の死亡事故が起きたことを理由として，緊急安全性情報が発出され，高齢者には観察を十分に行うこと等の注意事項が示されました。

　禁忌の追加など重要な添付文書の改訂には注意してください。

緊急安全性情報及び安全性速報（平成23年10月1日以降）
（いずれも安全性速報）

年月日	安全性速報（情報提供元）	報道発表資料（厚生労働省）
医薬品　一般向け　平成26年1月17日	バイエル薬品株式会社 ・月経困難症治療剤ヤーズ®配合錠による血栓症について ・月経困難症治療剤ヤーズ®配合錠を服用される患者様とご家族の皆様へ	・月経困難症治療剤「ヤーズ配合錠」投与患者での血栓症に関する注意喚起ついて ・（別添1：品目情報） ・（別添2：ブルーレター） ・（別添3：平成26年1月17日付通知「医薬品の「使用上の注意」の改訂及び安全性速報の配布等について」）
医薬品　一般向け　平成25年5月17日	エーザイ株式会社 富山化学株式会社 ・ケアラム®25mg/コルベット®錠25mg（イグラチモド）とワルファリンとの相互作用が疑われる重篤な出血について ・ケアラム錠25mgまたはコルベット錠25mgを服用されている患者様とご家族の皆様へ	・リウマチ治療薬「ケアラム錠25mg／コルベット錠25mg」についてワルファリンとの併用は行わないよう注意喚起を要請 ・（別添1：ブルーレター） ・（別添2：品目情報） ・（別添3：平成25年5月17日付通知「医薬品の使用上の注意の改訂及び安全性速報の配布等について」）
医薬品　一般向け　平成24年9月11日	第一三共株式会社 ・ランマーク®皮下注120mgによる重篤な低カルシウム血症について ・ランマーク®皮下注120mgを使用される患者様とご家族の皆様へ	・骨病変治療薬「ランマーク」投与患者での重篤な低カルシウム血症に関する注意喚起について ・（別添1：ランマークについて） ・（別添2：使用上注意の改訂指示） ・（別添3：ブルーレター）

3 理論武装のススメ

緊急安全性情報(平成23年9月30日以前)

年月日	緊急安全性情報(製薬企業)	報道発表資料(厚生労働省)
医薬品 平成19年 3月20日	中外製薬株式会社 ・タミフル服用後の異常行動について	・タミフル服用後の異常行動について(緊急安全性情報の発出の指示)
医療機器 平成16年 3月5日	アベンティス ファーマ株式会社 ・インスリン自己注射用注入器オプチペン®プロ1の使用に伴う過量投与の防止について	・インスリン自己注射用注入器オプチペンプロ1による過量投与の防止について
医薬品 平成15年 9月10日	味の素ファルマ株式会社 ・経口腸管洗浄剤(ニフレック®)による腸管穿孔及び腸閉塞について 製造会社(4社) ・経口腸管洗浄剤による腸管穿孔及び腸閉塞について	・経口腸管洗浄剤「ニフレック」等による腸管穿孔及び腸閉塞に関する緊急安全性情報の発出について
医薬品 平成15年 3月7日	杏林製薬(株) ・ガチフロ錠100mg投与による低血糖及び高血糖について	ガチフロ錠100mg(ガチフロキサシン水和物)による重篤な低血糖,高血糖に係る 緊急安全性情報の発出について
医薬品 平成14年 11月7日	アストラゼネカ株式会社 ・抗精神病剤セロクエル25mg錠,同100mg錠(フマル酸クエチアピン)投与中の血糖値上昇による糖尿病性ケトアシドーシス及び糖尿病性昏睡について	・抗精神病薬 セロクエル錠(フマル酸クエチアピン)投与中の血糖値上昇による糖尿病性ケトアシドーシス及び糖尿病性昏睡についての緊急安全性情報の発出について
医薬品 平成14年 10月28日	三菱ウェルファーマ株式会社 ・ラジカット注30mg(エダラボン)投与中又は投与後の急性腎不全について	・ラジカット注30mg(エダラボン)による急性腎不全についての緊急安全性情報の発出について
医薬品 平成14年 10月15日	アストラゼネカ株式会社 ・イレッサ®錠250(ゲフィチニブ)による急性肺障害,間質性肺炎について	・ゲフィチニブによる急性肺障害,間質性肺炎についての「緊急安全性情報」の発出について
医薬品 平成14年 7月23日	第一製薬株式会社 ・塩酸チクロピジン製剤(パナルジン®錠・細粒)による重大な副作用の防止について 製造会社(20社) ・塩酸チクロピジン製剤による重大な副作用の防止について	・塩酸チクロピジン製剤による重大な副作用の防止について
医薬品 平成14年 4月16日	日本イーライリリー株式会社 ・抗精神病薬ジプレキサ®錠(オランザピン)投与中の血糖値上昇による糖尿病性ケトアシドーシス及び糖尿病性昏睡について	・抗精神病薬ジプレキサ®錠(オランザピン)投与中の血糖値上昇による糖尿病性ケトアシドーシス及び糖尿病性昏睡について

医薬品 平成12年 11月15日	製造会社（33社） ・インフルエンザ脳炎・脳症患者に対するジクロフェナクナトリウム製剤の使用について	・インフルエンザの臨床経過中に発症した脳炎・脳症の重症化と解熱剤（ジクロフェナクナトリウム）の使用について
医薬品 平成12年 10月5日	武田薬品工業株式会社 ・塩酸ピオグリタゾン投与中の急激な水分貯留による心不全について	・塩酸ピオグリタゾン投与中の急激な水分貯留による心不全について
医薬品 平成12年 2月23日	鳥居薬品株式会社 ・尿酸排泄薬ベンズブロマロン（ユリノーム，ユリノーム25mg）による劇症肝炎について 製造会社（10社） ・尿酸排泄薬ベンズブロマロンによる劇症肝炎について	・ベンズブロマロンによる劇症肝炎について
医薬品 平成11年 6月30日	第一製薬株式会社 ・塩酸チクロピジン製剤（パナルジン錠・細粒）による血栓性血小板減少性紫斑病（TTP）について 製造会社（22社） ・塩酸チクロピジン製剤による血栓性血小板減少性紫斑病（TTP）について	・塩酸チクロピジン製剤による血栓性血小板減少性紫斑病（TTP）について
医薬品 平成10年 12月18日	藤沢薬品工業株式会社 ・「ウィンセフ点滴用」投与中の痙攣，意識障害について	・ウィンセフ注（硫酸セフォセリス）投与に伴う中枢神経症状について
医薬品 平成10年 8月7日	日本化薬株式会社 ・オダイン錠（フルタミド）による重篤な肝障害について	・オダイン錠（フルタミド）投与に伴う重篤な肝障害に関する緊急安全性情報の配布
医薬品 平成9年 12月1日	三共株式会社 ・ノスカール（トログリタゾン）による重篤な肝障害について	・糖尿病治療薬トログリタゾン投与に伴う重篤な肝障害に関する緊急安全性情報の配布について
医療機器 平成9年 8月14日	アロウ・ジャパン株式会社 ・抗菌処理カテーテルを使用した際に発生したアナフィラキシー・ショックについて	・抗菌処理カテーテルを使用した際に発生したアナフィラキシー・ショックについての緊急安全性情報の配布について
医療機器 平成9年 8月6日	日本ガイダント株式会社 ・CPI社製ペースメーカーにおけるペーシング不全について	・CPI社製ペースメーカーに関する緊急安全性情報の配布について
医薬品 平成9年 7月28日	株式会社ヤクルト本社 ・カンプト注（塩酸イリノテカン）と骨髄機能抑制について 第一製薬株式会社 ・トポテシン注（塩酸イリノテカン）と骨髄機能抑制について	・塩酸イリノテカン製剤の適正使用について

独立行政法人医薬品医療機器総合機構のホームページより

■ 医療慣行は医療水準にあらず

　このペルカミンS最高裁判決は，医療水準論についても重要なことを述べています。

> 　仮に当時の一般開業医がこれ（＝添付文書）に記載された注意事項を守らず，血圧の測定は5分間隔で行うのを常識とし，そのように実践していたとしても，それは平均的医師が現に行っていた当時の医療慣行であるというにすぎず，これに従った医療行為を行ったというだけでは，医療機関に要求される医療水準に基づいた注意義務を尽くしたものということはできない。

　これが「**悪しき医療慣行は医療水準にあらず**」というフレーズとなって，最高裁の見解として流布されていきます。

　最高裁は前年の姫路日赤事件判決（61頁参照）で近隣の同規模の病院を見習えと言いながら，さりとて，よそと一緒だというだけでは駄目だと釘を刺したのです。

　つまり，ざっくり分析すると，よそと一緒であることは医療水準を満たすための必要条件ではあっても，十分条件ではない。

　裁判や交渉の打ち合わせで院長先生や担当医から「よそもやってることだ」との発言がしばしば聞かれます。お気持ちはごもっともですが，それだけでは裁判所は許してくれない。やはりエビデンスに基づいた医療であることを心掛けていただきたい。

最高裁判所の外観

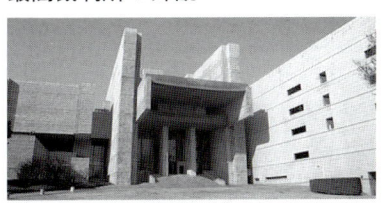

最高裁のホームページより

■「特段の合理的理由」はどんな場合に認められるのか？

　添付文書と異なった薬の使い方をしても特に正当な事由（＝「特段の合理的理由」）があれば許されます。

　一番いいのはガイドラインの記載でしょうか。陣痛促進剤は社会問題にもなって訴訟も多いですが、筆者が被告訴訟代理人となったある事件でも、訴状においてオキシトシンの過剰投与が指摘されました。担当医は当時の日本母性保護産婦人科医会のガイドラインにほぼ従った投与方法でしたが、ガイドライン上は適正でも能書上形式的には過剰投与となるような事案でした。この場合、ガイドラインの記載が特段の合理的理由になることは疑いないと思います。

　その他、成書や論文の記載も根拠となるでしょう。ただし、論文のエビデンスレベルは当然問題とされるでしょう。もっとも裁判所はあまりその辺の区別には無頓着なので、訴訟になったらありったけの文献からセレクトして出されることをお勧めします。

　横浜地裁の平成21年3月26日判決をご紹介します。

> 　本件におけるベサコリン散※の投与については、添付文書の記載内容には違反しているものの、原告に対してベサコリン散を投与すべき必要性が認められる反面、添付文書上の禁忌の根拠が明確でなく、むしろ日高医師自身は禁忌の根拠はないものと考えてあえて投与を行っていたものといえる。したがって、添付文書に反していても、本件においてはそこに合理的理由があるものといえ、直ちに日高医師に過失があるものということはできない。

※ベサコリン散は副交感神経亢進剤

3 理論武装のススメ

次に、自験例をひとつ。

消化性潰瘍のある患者にはボルタレンは禁忌ですが、裁判所は、患者の強度の痛みを緩和し、体力消耗を防止するのに有効であったとして、この場合につき医師の過失を否定しました（東京地裁平成15年8月27日判決）。

禁忌薬の投与であることを患者に十分説明していること、消化性潰瘍に対しタケプロン（PPI）を投与するなど全体に適切な治療が施されていたことも評価された上での判決だと思います。

判決書表紙

```
平成15年8月27日判決言渡  同日原本領収  裁判所書記官
平成11年（ワ）第25095号損害賠償請求事件
口頭弁論終結の日・平成15年5月21日
              判      決
神奈川県横浜市○○区○○番地
      原      告           ○ ○ ○ ○
      原      告           ○ ○ ○ ○
      上記2名訴訟代理人弁護士   ○ ○ ○ ○
      同                ○ ○ ○ ○
      同                ○ ○ ○ ○
      同                ○ ○ ○ ○
東京都千代田区○○丁目○号
      被      告           ○ ○ ○ ○
      同代表者理事長        ○ ○ ○ ○
神奈川県川崎市○○区○○丁目○番○号
      被      告           ○ ○ ○ ○
      上記2名訴訟代理人弁護士   平 沼 高 明
      同                ○ ○ ○ ○
      同                ○ ○ ○ ○
      同                平 沼 直 人
      同                ○ ○ ○ ○
      同                ○ ○ ○ ○
      同訴訟復代理人弁護士     ○ ○ ○ ○
              主      文
      原告らの請求をいずれも棄却する。
```

■ ガイドラインと医療裁判

　学会や種々の委員会などから出された診療のガイドラインは医療裁判ではどんな位置付けをされているのでしょうか？

　ご想像のとおり，患者側弁護士は能書違反判決を敷衍(ふえん)して，ガイドラインに違反すれば即過失という論法を取って来ます。裁判所は能書違反事件の判例としての射程をガイドラインにまですぐさま及ぼせるものでないことは了解していますが，やはり影響は受けます。

　そのため，ガイドラインには次のような記載をして慎重を期しているものが見受けられます（日本消化器病学会編『消化性潰瘍診療ガイドライン』2009 年）。

> 消化性潰瘍診療ガイドラインの内容は，一般論として臨床現場の意思決定を支援するものであり，医療訴訟等の資料となるものではない。

　それでも裁判所は参考にはしているようには思います。人情として，仕方ないかもしれません。

　それゆえ，ガイドラインに則った診療を心掛けていただきたい。

　練習問題です。

　既に本書でお話しました"転送義務"と，ただいま述べた"ガイドライン"それから"糖尿病"で三題噺(ばなし)を作ってみてください。

　どうでしょうか？

　私の考える正解は，次のとおりです。

　日本糖尿病学会編『糖尿病治療ガイド 2012-2013』90 頁によれば，

> 糖尿病専門医への紹介のタイミングは血糖コントロールの目標値が達成できない状態が 3 ヶ月以上持続する場合が一般的であるが，地域のクリティカルパスなどを参考にするとよい

とされています。

「いや自分は整形外科医だから関係ない」と整形外科の先生らしく乱暴なことをおっしゃるかもしれませんが（冗談ですよ），日本医師会が幹事になっている日本糖尿病対策推進会議編『2012年版　糖尿病治療のエッセンス』1頁は，恐らく旧糖尿病治療ガイドをもとに，
　「専門医に依頼する場合」として，

> 　血糖コントロールが「不可」[HbA1c（NGSP）8.4%［HbA1c（JDS）8.0%］以上]の状態が3カ月以上続く場合

と明記している以上，診療科目の如何は問題とされにくいように思われます。

　なお，ガイドラインとは直接関係しませんが，治験で，体表面積が$1.4m^2$未満の患者は除外すべきであったにもかかわらず，$1.38m^2$の患者に実施したため，死亡したと認めて，約860万円の支払いを大学病院側に命じた珍しい判決が，平成26年2月20日，東京地裁で出されています。治験における逸脱は，当然と言えば当然ですが，厳しい審判を受けることになります。

今日の治療指針は裁判の指針でもある

　俗に女性の二人に一人が便秘症だと言われています。
　ですから私が子どもの頃人気だったあのアイドルデュオのどちらかは便秘の可能性が高いわけですね．いやちと古すぎますね，もっとも最近では48人もいたりするもんですから……。
　さて，その便秘の患者さんに対して漫然と便秘薬を処方していませんでしょうか。
　臨床家にも法律家の我々にもポピュラーな書物に『今日の診療』（医学書院）シリーズがあります。
　「今日の治療指針2010年度版」の"便秘"の項目には（いわき市立総合磐城共立病院院長・樋渡信夫執筆），次のような記載があるのをご存知でしょうか？

> 　50歳以上，あるいは急性の便秘，薬効不十分であれば，一度は大腸内視鏡検査や注腸X線検査で悪性腫瘍を確実に否定すべきである。

　ですから50歳以上の便秘患者に漫然と便秘のお薬を出していて，後日，大腸がんにでもなろうものなら裁判で負ける心配がありますね。
　第1章で述べた患者さんの自覚症状が変わらない場合（14頁参照）に私が提唱している対処法（eg. 新たな検査）そのままといっていいものが治療指針として記載されているわけです。

　裁判所は上述の医学書院の『標準』シリーズのような成書を一応は重視します。「一応」と敢えて申し上げたのは，より専門的な論文や他の成書に異なった記述があれば，意外なほど修正は利くからです。

D−EBM

「いや，そんなエビデンス，エビデンス，言われても困ります！　どうせ医療裁判になれば，どこぞの大学教授にでも鑑定してもらえばいい話でしょ！」とおっしゃる気持ちはよく分かります。

しかし，それではみすみす裁判を待つことになります。事故が起きても，きちんとエビデンスを示せれば，患者さん側は存外に納得してくれることもありますし，たとえ納得しなくても患者側の弁護士や協力医に相談して損害賠償を諦めてくれる場合もあります。

そして，鑑定を期待して医療裁判になっても，鑑定の実施率は医療者の皆さんが考えるよりずっと低いのです。しかも，必ずしも正確な統計ではないのですが，以前は30％を超えていた鑑定実施率が，現在では10％台と半減しているのです。東京地裁の医療集中部では，裁判官の専門的能力も手伝って，鑑定実施率は一ケタです。筆者も医療集中部が平成13年に発足して以来，沢山の事件を抱えてきましたが，1回も鑑定（東京地裁医療集中部はいわゆるカンファレンス鑑定）を経験したことがありません。

鑑定がここまで減って来た原因はいろいろ挙げられるのですが，第一審の訴訟手続は2年以内に終局することを求める裁判迅速化法が平成15年に施行されたことは看過できないでしょう。全国統計では，次頁の表のようにほぼ「2年以内」を充足していますし，医療集中部では統計上もさらなる迅速化が見られています。逆に鑑定をやってしまうと，統計的にも2年以上の遅延が認められます。鑑定をやるかやらないか，鑑定事項の決定，鑑定人の選任，鑑定書の作成，鑑定人尋問と手続的にあっという間に1年や2年が経過してしまうのです。

D−EBMは筆者の造語です。

防衛医療の観点から診療になるべく裏付けを用意するというディフェンスのためのEBM（evidence-based medicine）なので，そう名付けました。

生意気なようですが，臨床の世界ではまだまだ必ずしも実証性のない経験

に基づく診断・治療が幅を利かせているように思われます。例えば，ERCPには，それほど多くないながらも合併症としての急性膵炎は必発ですが，名医としての実績と自負から，それは手技が下手だから発症したのだと，急性膵炎の事前説明につき必要なしとする医師がいらっしゃいます。EBMの見地からは疑問でしょう。弘法も筆を誤り，猿も木から落ちるわけですから。

D-EBMが結果的に患者さんにとってより良い医療となれば，Sackett（サケット）やGuyatt（ガイアット）らが提唱したEBMの精神が満たされる，単なる萎縮医療よりは，それもよいのではないでしょうか。

医事関係訴訟事件の平均審理期間

（平成15年～平成24年）

年	平均審理期間（月）
平成15年	27.7
平成16年	27.3
平成17年	26.9
平成18年	25.1
平成19年	23.6
平成20年	24.0
平成21年	25.2
平成22年	24.4
平成23年	25.1
平成24年	24.5

（注）1　医事関係訴訟事件には，地方裁判所及び簡易裁判所の事件が含まれる。
　　　2　平均審理期間は，各年度の既済事件のものである。
　　　3　本表の数値のうち，平成16年までの各数値は，各庁からの報告に基づくものであり，概数である。
　　　4　平成24年の数値は，速報値である。

最高裁のホームページより

4 えっと驚く運命の分かれ目

患者とのコミュニケーションの重要性

　私如きが申し上げることではございませんが，患者さんとのコミュニケーションを大事にしていただきたい。
　格言風に，「患者コミュニケーションは最大の防御」と言いたい！
　患者と向き合い，患者の声に耳を傾けること。
　患者のちょっとしたシグナルを見逃さないことがトラブルの回避に繋がります。

　抽象的な話はいけませんね。具体例を挙げましょう。
　注射による神経損傷は不幸にして起こってしまうものです。
　採血，点滴，麻酔注射等による神経損傷は1万件に1件あるかないかと言われています。採血に限っても，同様に1万回に1回あるかないかという頻度です。
　ここでクイズです。
　注射による神経損傷で実際の裁判の勝敗を分けるポイントはどこでしょうか？
　答えは，患者が「痛い」と言ったのに注射を続けたかどうか。
　注射の際には医学的に幾つかのポイントがありますが，私はそう感じています。

事例①

> 　原告は，左前腕部に鋭い痛みを感じたため，担当看護婦に対し，注射を止めるよう訴えた。担当看護婦は，一旦注射針を抜いたが，数秒後，再び同じ部位に注射針を刺入した（この左手手背部手関節拇指側付近への2回目の注射刺入行為を「本件注射行為」という。）。その瞬間，原告は，左腕の付け根から左手指の先端まで強烈な電撃痛を感じ，担当看護婦に対し，注射を止めるよう大声で訴えた。

この大阪地裁平成10年12月2日の判決は，

> 注射針を刺入したときに患者にしびれや電撃痛などが走った場合には，直ちに注射を中止する必要があることや，そのような場合，再び前に注射したのと同じ部位に注射針を刺入すると，再び神経を損傷する危険性が大きいため，これを避けるべきであるとされている

と医学的知見を述べて，被告医療法人に対し約700万円の支払いを命じました。

事例②

> 被告丙田は尺側皮静脈から採血するため，原告の右腕肘窩部分に針を刺したが，血液の逆流は認められなかった。原告は針が刺された後で「痛い」と言ったため，被告丙田は，針を抜き，針やスピッツ（血液が流れ込む容器）を新しいものに替えて，改めて原告の左腕に針を刺して採血した。

この松山地裁平成14年9月5日判決は，注射針を深く刺し過ぎて正中神経を損傷した過失を認めています。

しかし，私には他の多くの事案ともども眺めてみると，患者の痛いという訴えにどれだけ真摯に迅速に対応できたか否かが訴訟の勝敗の帰趨に大きく関わっているものと直感せざるを得ないのです。

裁判所も患者とコミュニケーションがうまくとれている病院を負かす気にはならないのではないでしょうか。

まして患者が注射による神経損傷について尋常でないこだわりを見せるような場合，患者のキャラクターに負う所が大きいのも事実ですが，やはり神経損傷の際に医療者の態度が気に入らなかった，というある意味，普通の感覚が核にあることは間違いないと思っています。

医療面接の達人

　問診や医療面接については，患者とのコミュニケーションの重要性からリスクマネジメント的にもっともっと重視されてしかるべきでしょう。

　医療面接の技法は大事ですが，病院の顧問弁護士として観察していると，医師としての知識・経験・熱意があればフリースタイルでも大丈夫なのかもしれません。仏作って魂入れずはこわいんです。

　平成24年の医師国家試験の問題で腕試しを！　まぁ，本書の読者諸賢にはやさし過ぎますが。

第106回医師国家試験

> 　医療面接中に語調やしぐさに怒りの感情を伴っている患者への対応として最も適切なのはどれか。
> 　a　直ちに別の医師に交代する。
> 　b　患者の怒りの感情を無視して面接を続ける。
> 　c　反応として生じた医師自身の怒りの感情を表現する。
> 　d　これまで行った診療行為の医学的正当性を主張する。
> 　e　何が患者を怒らせたかを理解したいという気持ちを伝える。

（解答は次頁）

■ 知識と経験に基づいた戦略的なカルテ記載

　注射による神経損傷が不幸にして起きてしまったら，第1章で強調した『郵便配達は二度ベルを鳴らす』の教訓から RSD（反射性交感神経性異栄養症ないし萎縮症）や CRPS（複合性局所疼痛症候群）といった病態に発展させないことが肝要です。賠償額も跳ね上がります。前々項の大阪・松山の2判決はいずれも RSD になってしまった症例です。専門医への転送を積極的にお考えください。

　その一方で，RSD や CRPS は詐病や賠償神経症，あるいは心因性疼痛のために主張されることも多いため，その対策が重要です。
　近時，日本版の CRPS 判定指標が発表されていますから，そうしたものを踏まえて，左右の皮膚色の変化，関節可動域の制限，痛みに対する過敏，発汗異常，浮腫などにつき観察を怠らず，記録することが大切です。
　そうしておけば，モンスターペイシェントから CRPS で腕がまったく使えなくなったとして数千万円の損害賠償を求められたとしても，十分に反証できると考えます。

　<u>臨床的な経験</u>と<u>医学的な知識</u>に基づいて，<u>将来の紛争を見据えた上で</u>，<u>戦略的なカルテ記載</u>をしていただきますようお願いします。

前頁（医師国試）の答　e

CRPS 判定指標

臨床用 CRPS 判定指標	研究用 CRPS 判定指標
A 病期のいずれかの時期に，以下の<u>自覚症状のうち2項目以上</u>該当すること。 ただし，それぞれの項目内のいずれかの症状を満たせばよい。 1. 皮膚・爪・毛のうちいずれかに萎縮性変化 2. 関節可動域制限 3. 持続性ないしは不釣合いな痛み，しびれたような針で刺すような痛み（患者が自発的に述べる），知覚過敏 4. 発汗の亢進ないしは低下 5. 浮腫	A 病期のいずれかの時期に，以下の<u>自覚症状のうち3項目以上</u>該当すること。 ただし，それぞれの項目内のいずれかの症状を満たせばよい。 1. 皮膚・爪・毛のうちいずれかに萎縮性変化 2. 関節可動域制限 3. 持続性ないしは不釣合いな痛み，しびれたような針で刺すような痛み（患者が自発的に述べる），知覚過敏 4. 発汗の亢進ないしは低下 5. 浮腫
B 診察時において，以下の<u>他覚所見の項目を2項目以上</u>該当すること。 1. 皮膚・爪・毛のうちいずれかに萎縮性変化 2. 関節可動域制限 3. アロディニア（触刺激ないしは熱刺激による）ないしは痛覚過敏（ピンプリック） 4. 発汗の亢進ないしは低下 5. 浮腫	B 診察時において，以下の<u>他覚所見の項目を3項目以上</u>該当すること。 1. 皮膚・爪・毛のうちいずれかに萎縮性変化 2. 関節可動域制限 3. アロディニア（触刺激ないしは熱刺激による）ないしは痛覚過敏（ピンプリック） 4. 発汗の亢進ないしは低下 5. 浮腫
※但し書き1 1994年のIASP（国際疼痛学会）のCRPS診断基準を満たし，複数の専門医がCRPSと分類することを妥当と判断した患者群と四肢の痛みを有するCRPS以外の患者とを弁別する指標である。臨床用判定指標を用いることにより感度82.6%，特異度78.8%で判定でき，研究用判定指標により感度59%，特異度91.8%で判定できる。	※但し書き2 臨床用判定指標は，治療方針の決定，専門施設への紹介判断などに使用されることを目的として作成した。治療法の有効性の評価など，均一な患者群を対象とすることが望まれる場合には，研究用判定指標を採用されたい。 外傷歴がある患者の遷延する症状がCRPSによるものであるかを判断する状況（補償や訴訟など）で使用するべきでない。また，重症度・後遺障害の有無の判定指標ではない。

出典：日臨床会誌　Vol. 30. No. 3

4 えっと驚く運命の分かれ目

■ 説明義務は各論の時代へ！

インフォームド・コンセント（IC）の重要性については，拙著『医療訴訟 Q&A』の第1章を割いて詳しく解説させていただいたつもりですので，ご参照くだされば幸いです。本書ではエッセンスを。

平成13年11月27日の乳房温存療法事件最高裁判決は，手術に際しての説明事項として次の6点を挙げています。

① 病名
② 病状
③ 術式
④ 合併症
⑤ 他の治療方法
⑥ 予後

わざわざ整理するまでもなく，外科系の先生方であれば当然に説明なさっていることでしょう。

> **標　語**
>
> IC, eye see, I see.
> （説明は目を視て話そう分かるまで）

ただ，前記 6 点についても各論的に細かく議論する時代に入って来ています。
　例えば，自験例では，肝部分切除術の際に RFA（ラジオ波焼灼術）の有効性・合併症について説明を怠ったと遺族から主張されたものがあります。
　東京地裁平成 23 年 3 月 24 日判決は，次のとおり述べて原告の主張を退けています。

> 　担当医師は，でき得るならばすべての転移巣について肝部分切除術を行う方針であり，RFA を行うかどうかは不確定であったことは既に述べたとおりであるから，確定的に実施することが予定され，より重大な合併症も生じ得る肝部分切除術に関して説明がされるのであれば，殊更に RFA の有効性及び合併症について説明する必要性は高くなかったというべきであり，このような説明をしなかったことが直ちに不適切であるとまでは言い難い。

　また，大腸内視鏡で穿孔などの偶発症の発生率を数字をもって説明すべきかなど悩ましい問題です。筆者としては，可能であれば数字が明らかなものは説明していただけたらと考えています。ちなみに，日本消化器内視鏡学会では，出血・穿孔などの偶発症は 0.069％ ＝ 1,449 人に 1 人としています。

4 えっと驚く運命の分かれ目

■ 熟慮し判断する機会を与えるべき義務

　さて，前項で触れた乳房温存療法最高裁判決は，患者が女性として乳房を失う悲しみに深く共感し，仮に当該医療機関としては乳がんに対して乳房温存療法を実施していなくとも，患者に熟慮し判断する機会を与えるべき義務があるものと述べて医師を敗訴させました。

　"熟慮し判断する機会"，ICを考える上でとても大事な概念になると思います。

　熟慮というのですから，じっくり考える時間的余裕を与えなければなりません。判断というのですから，選択肢を具体的に提示しなければなりません。

　例えば，老人性白内障の手術が決定しているとして，「はい，保険の範囲内でいいですね！」では，どうでしょうか？　通常の眼内レンズを入れれば本当に大丈夫ですか？　乱視が矯正できるトーリック眼内レンズは保険が利きますが，果たして，この説明で患者に選択する機会が与えられたでしょうか。遠近両用の多焦点眼内レンズは保険が適用されませんから，説明は十分でしょうか。

"熟慮し判断する機会"

　大事な言葉なので覚えにくいとおっしゃる方のために，COOLで上品な筆者のポリシーには反するのですが，いい覚え方を伝授いたします。ナイツという漫才師，言い間違いの芸で人気ですが，それにあやかって。

"熟女と歓談する外科医"

　却って覚えにくいでしょうか。なら，正しく覚えてくださいよ。

■ 説明・同意文書は現代医療の免罪符か

ICとその書面の医療安全上の機能について考察したいと思います。

◎免責効

例えばERCPの検査を実施する場合，急性膵炎の発症は合併症として避けて通ることができませんが，「急性膵炎の発症率は1％を切る程度ですが，ひとたび発症してしまうと，時に死に至ることがあります」という説明はなかなかしにくいことかもしれません。

しかし，こうした説明をしておくことは現実に事態が生じてしまった場合に，患者・家族の納得ないし諦めを得やすいのは紛れもない事実です。

その結果，医師に対する責任追及を回避する働きがあります。

医療ミスがあっても一切責任を負わないといった免責証書が無効とされるのと違って，説明・同意文書にはこうした意味で事実上の免責的な効果が期待できます。

◎無過失の推定効

筆者の経験した大きな訴訟で，脳動静脈奇形（AVM）の塞栓術中，血管内カテーテルが突然破裂し，患者さんに重い後遺症が残ったケースがあります。

裁判所は，あらかじめ手術器材の故障について説明を行っていた担当医に対して，そのような説明を事前に行っている以上，①カテーテルが損傷しないよう慎重に操作しているであろうし，②破裂後も冷静に対処できたであろうとの推定をしてくれたと実感しています。

備えあれば憂いなし。

なお，この事件では，カテーテルを販売していた製薬会社はきつく責任を問われました。海外で同種事故が起きているのに，裁判所を欺こうとしたことにお灸をすえられたのだと思います。あろうことか，同社は裁判長に対し忌避の申立てまでして争いました。訴訟代理人弁護士の作戦だったのかもし

4 えっと驚く運命の分かれ目

れませんが。因みに，忌避というのはいわば裁判官の更迭(こうてつ)を求めるものです。
　正直に勝るものはないと痛感した次第です。

K製薬に賠償命令　カテーテルの欠陥認定〈東京地裁〉

　脳動静脈奇形の手術中に血管に差し込んだカテーテル（細管）が破裂し，半身不随になったとして，川崎市の会社員男性（41）が同市のS医科大とK製薬（大阪市）に約1億6000万円の損害賠償を求めた訴訟の判決が19日，東京地裁であった。裁判長は「カテーテルに欠陥があり，医師に過失はない」と述べ，製造物責任法に基づきK製薬に1億1692万円の支払いを命じた。

　判決によると，男性は97年，仕事中に気を失って同大病院に入院。脳血管内手術の際に破裂事故が起きて，注入中の合成樹脂が血管内に詰まり，脳梗塞（こうそく）を発症し，半身不随の後遺症が残った。

　問題のカテーテルはK製薬が米企業から輸入販売した。判決は「医師の手抜に不自然な点はなかった」と認め，一方で，この製品による事故報告が米・食品医薬安全局に96～97年の2年間で7件寄せられたことを指摘。
　「強度に何らかの問題があったと推認させる」と結論づけた。

〈K製薬の話〉判決文を見ておらず，コメントできない。

出典：Asahi.com 社会ニュース　2003年9月19日（金）

Honesty

　正直と言えば，診療記録の改ざん・廃棄などはもってのほかです。

　平成6年11月11日の東京地裁判決は，被告病院が出産の事件で分娩監視装置の記録用紙を産婦人科施設の全面改装の際，廃棄されたと主張したのに対して，厚さ2〜4ミリ程度の量の記録用紙を敢えてカルテ及び助産録と別に廃棄しなければならない理由は乏しく，被告の主張の合理性には疑問があるとばっさりやっています。

　ビリー・ジョエルは，"Honesty is such a lonely word"（正直って何て空しい言葉なんだろう）と歌いましたが，その心は"But mostly what I need from you"（でも僕が君に一番欲しいものなんだよ）なのです。

＊HONESTY　Words & Music Billy Joel　©Copyright by IMPULSIVE MUSIC
　ALL rights reserved. Used by permission.
　Print rights for Japan administered by YAMAHA MUSIC PUBLISHING, INC.
＊JASRAC 出 1402690-401

5 事故が起きたらどうするか？

現場保全

「今でしょ！」，ドヤ顔の一言が流行語大賞を獲りましたね。

現場保全とは，"事故が起きたら今何をするか？"ということです。リスクマネジメントの観点から。

この切り口は意外とないもので，毎年，1週間にわたって行われるある医療安全講習会では受講者の皆様から高い評価を頂戴している演目です。

次にご紹介する自験例に即して一緒に考えてみてください。

入院中の患者は肝性脳症で立位・歩行が不能です。当時は談話室での院内喫煙が許されていましたので，患者は車椅子で談話室まで行って喫煙していました。看護師は，夜間，患者の巾着袋にタバコとライターを入れ，点滴スタンドに掛けました。点滴スタンドは患者の手の届かない所に置かれていました。

ところが，果たしていかにして手に取ったものか，気が付けば患者はベッド上自らのタバコの火で全身火ダルマでした。

そこで，問題です。事故が起きたそのあと，現場保全としてあなたなら何をなさいますか？

本例はタバコとライターの保管方法という面では，そもそもナースステーションで保管しておけばよかったではないかという問題がありますが，それを措いて考えると，法律論的には，患者がベッドから降りて自力でタバコとライターを取りに行くことは予見できなかった以上，ベッドから手の届かない範囲に点滴スタンドを置いたことは許された行為となるでしょう。とすれば，火災発生時にも相変わらず点滴スタンドはそのままの場所にあったということが立証できれば，病院の責任は問えないことになるはずです。

前置きが長くなりましたが，答えは，落ち着いたらすぐに点滴スタンドの位置が分かるような写真を撮っておくということです。

もちろん写真は心理的にも物理的にも難しいという反論は分かります。で

あれば，看護記録に点滴スタンドや火災の状況を図入りで書き留めておいて欲しいのです。

　もっとも点滴スタンドの位置関係が医療訴訟上最大の争点となるという法的な整理は年若い看護師さんには無理かもしれません。そういったときこそ，師長やリスクマネージャーが医療安全の知識を総動員して現場保全の重要性と具体的に何をすべきかをガイドしてあげて欲しいのです。

　因みに，本件では消防への火災の通報が1時間半遅れたということで新聞報道されました。こんな所にも落とし穴があります。<u>事故が起きたら，何かやらなければならないことがないか，病院全体で今一度確認してみてください</u>。

　この事件は不幸にして訴訟になりましたが，被告病院は，金銭を支払うことなく和解できました。その代わり，遺族に対する未収金の回収は諦めました。

事後説明の5本柱

　平成15年12月8日付け日経新聞（夕刊）（96頁参照）は，「法的行動起こした医療事故被害者」，「『説明不足が理由』96％」との見出しで，医療事故の被害者が法的行動をとった理由として96.5％の人が<u>「納得できる説明が欲しかった」</u>ということを挙げていると報じています。

　事故後比較的早期の患者や家族に対する説明如何は，紛争に発展するか否かの岐路です。

　説明のプログラムは次のとおり。

> ① 謝罪
> ② 経過
> ③ 原因
> ④ 改善
> ⑤ 補償

順次解説します。

◎道義的な謝罪

　「謝るべきか，謝らざるべきか，それが問題だ」，さながらハムレットの気分です。

　アメリカの医師は医療事故を起こしても絶対謝らないと言われたりしますが，ハーバード大学病院の謝罪マニュアル「本当のことを話して，謝りましょう」が知られています。

　この論点について，筆者は執筆するたびに考えが変わるほど難しい問題なのですが，道義的な見地から，「全力を尽くしたのですが，残念な結果に終わってしまいました，申し訳ございませんでした」といった程度のことは言ったほうがいいのではないかと思います。

5 事故が起きたらどうするか？

◎診療経過の説明

　診療経過は患者・家族にとってブラックボックスです。

　医療職は聖職者です。聖職者らしい筋道の通った話し方を心掛けてください。起承転結で。

　「外来でご説明申し上げましたが，脳ドックで大きな未破裂脳動脈瘤が見つかり，カテーテル治療のため入院されました。手術は順調に進んでいましたが，コイルを脳動脈瘤に詰めている最中，突然に出血しました。至急，止血を試み成功したのですが，残念なことに左半身まひの後遺症が残ってしまいました。」

◎事故の原因

　偶発症・合併症といった説明に患者・家族はなかなか納得しません。

　手を変え品を変え納得するまでぶれることなく倦むことなく説明するしかありません。

◎改善策の検討

　改善策を示すとそれをやっていなかったことが過失だとなりやすいことには注意が要ります。揚げ足取りです。

　そこで，現状も決して責められるような状態ではないが，より一層の安全を図るためその効果を見ながら実施を始めているといった趣旨の説明をするのがよいと思います。「より一層」といった慎重な言い回しに着目してください。

◎補償案の提示

　一般的には金銭の話はせず，顧問弁護士などに委ねるべきです。

　もっとも，コストフライをもって解決できるようであれば，踏み込むこともひとつの選択肢です。もし，その提案で決着できない場合のリスクはありますが。

法的行動起こした医療事故被害者

「説明不足が理由」96%

「補償」を上回る

市民団体アンケート

経済的な補償より納得できる説明が欲しかった――。医療事故被害者のうち、提訴など何らかの法的行動をとった被害者を対象に市民団体がその理由などを尋ねるアンケート調査を行ったところ、こんな切実な思いが浮かび上がった。「事故後の病院側の対応が許せなかった」との声もほぼ九割に達し、説明不足が被害者を法的行動に駆り立てている実態が明らかになった。

調査は、「医療事故市民オンブズマン・メディオ」（東京・新宿）が全国の弁護士の協力を得て作年九月から今年四月にかけて実施、八日に発表した。民事訴訟の提訴のほか、カルテなどの診療記録を差し押さえる「証拠保全」や示談交渉など、弁護士を通じて法的行動をとった被害者約二百四十人から回答を得た。

法的行動をとった理由（複数回答）では、「怒りを感じたから」（九七・四％）、「過誤を認めさせたかったから」（九七・三％）に次いで、「納得のできる説明が欲しかった」（九六・五％）が上位を占めた。「経済的補償」（三七・九％）、「医療システムを良くしたい」（八七・三％）、「事故の再発防止を望む声」が多かった。

「一方、「責任を追及する方法が他になかった」（九三・八％）ケースもあり、被害者が新たな負担に苦しむ一端も浮き彫りになった。

調査を実施したメディオの阿部康一代表は「損害賠償という形でしか救えない裁判では限界がある。医療事故を調査し過誤かどうかを判定する第三者機関が必要だ」と話している。

「事故後の病院側の対応が許せなかった」（八九・一％）との答えも多く、謝罪が明確な説明をしないか、病院の対応の悪さが訴訟の一因になっていることが裏付けられた。

このほか、「他の人に同じことが起こって欲しくない」（九三・九％）、「医師にしたことを悟らせたかった」（九二・〇％）、「医師の罪を隠ぺいさせたくなかった」（八八・四％）、「医療システムを良くしたかった」（八七・三％）など、事故の再発防止を

また、「生活が経済的に苦しくなる方法が他になかった」（四九・一％）ケースもあり、被害者が新たな負担に苦しむ一端も浮き彫りになった。

「第三者機関による調査や仲裁など他の解決方法があれば、法的行動には出なかった可能性も示唆している。

被害者が法的行動をとった主な理由
（複数回答・%）

怒りを感じた	97.4
過誤を認めさせたかった	97.3
納得できる説明が欲しかった	96.5
他の人には同じことが起こって欲しくなかった	93.9
責任追及方法が他になかった	93.8
医師にしたことを悟らせたかった	92.0
事故後の病院側の対応が許せなかった	89.1
医師の罪を隠ぺいさせたくなかった	88.4
医療システムを良くしたかった	87.3
経済的補償が欲しかった	37.9

平成15（2003）年12月8日　日本経済新聞（夕刊）

5 事故が起きたらどうするか？

説明会はやっかい?!

　前項で述べた医師の患者サイドに対する説明は，医師としての務めでしょうし，リスクマネジメントに貢献する部分もあり，積極的に捉えることも出来るのですが，事故後しばらく経ってから患者側から要求される説明会は気が進みません。

　説明と説明会，「会」の文字がひとつ付くだけで随分とイメージが違います。政治家も政策について自宅で勉強してくれるのはいいと思うのですが，勉強会と会が付くと怪しい感じですよね。

　患者側の弁護士のスタンスとしても，説明会によって必ずしも解決するつもりはなく訴訟の準備行為に過ぎなかったりするわけです。

　そこで，医療側としては説明会を実施することが得策かどうかを判断すべきでしょう。

　原則的には<u>患者側から質問事項を書面で貰ってこれに書面で回答する</u>のが安全です。つまり実施しない。実施する義務もまたないと考えます。

　もし実施するのが得策であるとか，実施せざるを得ない状況であれば，慎重に開催してください。

　録音はこっそりとされているものと思って，言葉を選んで正確に発言してください。

　録音を避けたい場合には，「ざっくばらんに話し合いたいので，本日は録音等はせず議事録も残さないということで宜しいでしょうか，もちろんメモを取られるのは構いません」と冒頭に進行役が宣言するという手もあります。

　発言内容のほかにも，医師が寝ていた，腕を組んでいたといった態度を批判されることもしばしばあります。服装のことまで指摘されることがあります。大概が言い掛かりですけれど，サンダルを靴に履き替えるといった程度は，一応心掛けてください。

　医師が小突かれたり頭を叩かれたりしたケースもあります。事前に予想できる場合には実施は避けなければなりません。それでも実施する場合には，警備員の臨場など検討してください。警察に事前に連絡しておくことも必要

かもしれません。

　お茶は出すのか出さないのかといったある意味他愛のないことから，予定時間を越えてしまった場合に，誰が口火を切って打ち切るのかといった現場では結構シビアな問題まで，なるべく事前に取り決めておかれることをお勧めします。

　交渉から訴訟への流れは，拙著『医療訴訟Q&A』に詳しいので，万が一，事故が起きてしまった場合には，是非そちらもご参照ください。

贈る言葉

三種の神知？　三種の仁義！

　1950年代，家電製品のテレビ・冷蔵庫・洗濯機が三種の神器ともてはやされたそうですが，私は，現代社会は，三種の神知(じんち)だと思います。
　すなわち，英語・コンピュータ・法律です。
　例えば，私も愛用しているユニクロのファーストリテイリングは英語を社内公用語とする時代ですし，バレーボールの監督がアイパッドを片手に作戦を出す時代です。法律問題をテーマにしたテレビのバラエティ番組は相変わらず人気のようで，どこを見てもタレント弁護士や弁護士出身議員だらけといったありさまです。
　しかし，礼儀・愛情・誠意の三種の仁義のほうが，臨床的には重要に思えます。
　外国語が出来るに越したことはないでしょうが（厚生労働省は，東京オリンピックまでに外国語OK病院を全国に30か所作るとのこと），日本語の言葉遣いや態度のほうがより大事です。患者さんと面談する際，いまだに腕組みして対応されるドクターは自らトラブルを招いてしまいます。
　ホームページで予約状況や待ち時間が分かったりするサービスは便利で子供が小さいときなど助かりました。けれども，掲示板も含めてウェブ上の情報よりも大切なのは口コミだと感じます。社会学者のラザースフェルドはマスコミといったものの影響が人々に直接及ぶという"皮下注射モデル"は誤りで，オピニオン・リーダー（OP）と呼ばれる人を介して意思決定されていくという2段階の流れ理論を打ち立てましたが，病院の評判も，例えば学校・幼稚園のママ友のリーダー的なお母さんの「××先生はパソコンの画面ばっか見てるけど，○○先生は親身になって子どものことよく診てくれるよね」といった評価がとても影響を与えているように思われます。
　そして，1冊ずっと法律的観点からお話申し上げておいてなんですが，ぶ

っちゃけ法律なんてどうでもいいんです。思い切り過ぎましたので訂正しますが，常識が大切だと言いたかった。もっと大事なのは熱意と誠意です。それさえあればまずトラブルは起きません。もし起きたときこそ我々法曹の出番です。
　私は全力で医療者のため弁護することをここに誓って筆を擱きます。

補遺
産業医が訴えられる時代

■ 産業医が訴えられる時代に突入か？

　産業医は，一定以上の事業場において労働者の健康管理等を行う医師で，産業医を通じて労働者の健康管理を行うことは，事業者の義務とされています（労働安全衛生法13条）。

　一般的に産業医はどうしても労使間の紛争に巻き込まれやすい立場にありますが，それでも今のところ幸いにも産業医が訴えられるような事態は多くはありません。
　しかしながら，今後はそうした不幸な展開も増加する気配が感じられます。
　そこで，いくつかの著名事件をご紹介することにしましょう。

労働安全衛生法13条・13条の2

（産業医等）
第13条　事業者は，政令で定める規模の事業場ごとに，厚生労働省令で定めるところにより，医師のうちから産業医を選任し，その者に労働者の健康管理その他の厚生労働省令で定める事項（以下「労働者の健康管理等」という。）を行わせなければならない。
2　産業医は，労働者の健康管理等を行うのに必要な医学に関する知識について厚生労働省令で定める要件を備えた者でなければならない。
3　産業医は，労働者の健康を確保するため必要があると認めるときは，事業者に対し，労働者の健康管理等について必要な勧告をすることができる。
4　事業者は，前項の勧告を受けたときは，これを尊重しなければならない。
第13条の2　事業者は，前条第1項の事業場以外の事業場については，労働者の健康管理等を行うのに必要な医学に関する知識を有する医師その他厚生労働省令で定める者に労働者の健康管理等の全部又は一部を行わせるように努めなければならない。

産業医に関する主な判決

○産業医（ないし準ずる）が当事者となった判決

事件	判決年月日	概要等
1	東京地裁平成24年8月21日 判決・労働経済判例速報2156号22頁〔富士通ビー・エス・シー事件〕	労働者との面談時又は面談後の産業医の対応が問題になった事例 （115頁参照）
2	大阪地裁平成23年10月25日 判決・判時2138号81頁〔産業医賠償命令事件〕	労働者との面談における産業医の言動が問題になった事例 （116頁参照）
3	札幌地裁平成16年3月26日 判決・判時1868号106頁〔北興化工機事件〕	高血圧症の患者に対する産業医の対応が争点となった事例 （109頁参照）
4	千葉地裁平成12年6月12日 判決・労働判例785号10頁〔瀧川化学工業事件〕	健康診断で同意なくHIV抗体検査を行った事例 （111頁参照）

○産業医が深く関与した判決

事件	判決年月日	概要等
5	東京地裁平成15年6月20日判決・労働判例854号5頁〔B金融公庫事件〕	採用時健康診断で同意なくB型肝炎ウイルス感染検査等を行った事例
6	最高裁平成12年10月13日判決・労働判例791号6頁〔システムコンサルタント事件〕	過労死事件。高血圧が明らかに要治療状態にあった労働者に対する会社の業務軽減措置義務の判断に当たり、産業医が会社に対して業務軽減指示をしていなかったことは、当該義務の存否に影響しない旨判示した事例
7	静岡地裁平成11年11月25日判決〕・労働判例786号46頁〔三菱電機事件〕	会社の安全配慮義務違反の有無の議論において、産業医の行為が問題となった事例
8	東京地裁平成7年11月30日判決・判タ911号200頁、東京高裁平成10年2月26日判決・判タ1016号192頁〔東京海上事件〕	集団健康診断時における医師の注意義務（113頁参照）
9	東京地裁平成8年10月30日判決・労働判例705号45頁〔日本電信電話事件〕	日本電信電話公社の労働者に対する免職処分の有効性等が問題になった訴訟。産業医と当該労働者とのトラブルが免職処分の理由の一部を構成していた事案

補遺 産業医が訴えられる時代

○産業医に関するその他の判決

事件	判決年月日	概要等
10	東京地裁平成24年3月30日判決〔NTTファシリティーズ総合研究所事件〕	うつ病に罹患して病気休職し，休職期間満了後に就業規則所定の退職措置を受けた労働者が，使用者に対して雇用契約上の地位確認等を求めた事案において，産業医の助言を受けながら使用者が休職等の措置を講じた事実が，使用者の安全配慮義務違反のないことの判断の理由の一つになった事例。
11	神戸地裁平成23年4月8日判決・労働判例1033号56頁〔新明和工業事件〕	心臓機能障害及び精神障害を負った労働者が，使用者に対して安全配慮義務違反に基づく損害賠償を求めた事案において，労働者が産業医に通勤の負担の軽減を求めていた事情が安全配慮義務違反を認める事情の一つになったと考えられる事例。
12	東京高裁平成23年2月23日判決・判時2129号121頁〔東芝事件〕	うつ病に罹患した労働者が，使用者から休業期間満了を理由に解雇されたとして，雇用契約上の地位の確認等を求めた事案。産業医が，労働者の復職の際，労働者と面談したり使用者に意見を述べるなどして関与した事例。
13	東京地裁平成22年2月15日判決・判例時報2097号98頁〔日本通運事件〕	旅行関連業務従事のC型肝炎罹患労働者がうつ病に罹患して自殺したことについて，労働者遺族が使用者に対して損害賠償を求めた事案。産業医が，使用者による業務軽減措置等に際し，意見を述べるなどして関与した事例。
14	大阪地裁平成21年5月15日判決・労働判例989号70頁〔ケントク仮処分事件〕	使用者が，重症筋無力症に罹患した労働者に対し，正社員からパートタイマーへの身分変更等の命令を行った際，産業医が就業に関する意見を述べていたため，労働者が正社員の地位の保全等を求めた事件において，産業医の意見内容が審理対象となった事例。

15	東京地裁平成20年12月8日判決・判タ1319号120頁〔JFEスチール事件〕	出向中にうつ病に罹患し自殺した労働者の遺族が使用者に対して安全配慮義務違反に基づく損害賠償を求めた事案。産業医が，使用者の復職措置や勤務軽減措置等の際に，診断書を交付するなどして関与した事例。
16	東京高裁平成20年5月22日判決・判時2021号116頁〔松本労基署長事件〕	くも膜下出血により死亡した労働者の遺族が，労災保険法に基づく遺族補償年金の給付等を請求したが不支給決定処分を受けたため，処分の取消しを求めた事案。産業医の行った診断の内容や指導等の事情から，労働者の基礎疾患の存否やくも膜下出血への寄与度を認定した事例。
17	大阪地裁平成19年9月12日判決・労働判例951号61頁〔阪神電気鉄道事件〕	使用者が，労働災害により腰椎分離症に罹患した労働者を，休業後も業務に堪えられないとして解雇した際，産業医が復職に関して意見を述べていたため，労働者が雇用契約上の地位の保全等を求めた事件において，産業医の意見が審理対象となった事例。
18	大阪地裁平成18年12月25日判決・判時1965号102頁〔化学物質過敏症事件〕	病院の検査科に配属した際に化学物質過敏症に罹患した看護師が，病院経営法人に対して安全配慮義務違反に基づく損害賠償等を求めた事案。産業医が，看護師を診察後，病院に対して配置転換を助言するなどして関与した事例。
19	東京地裁平成18年2月6日判決・労働判例911号5頁〔農林漁業金融公庫事件〕	在職中に高次脳機能障害を負った労働者が使用者の勧めにより退職したが，この退職は無効であるとして，使用者に賃金の支払等を求めた事案。裁判所は，使用者が傷病により退職する従業員の就労能力の判断に当たり，常に産業医の判断を経なければならないわけではないと判示した。

20	名古屋地裁平成18年1月18日判決・労働判例918号65頁〔富士電機E&C事件〕	うつ病で休養後に職場復帰したが，その後自殺した労働者の遺族が使用者に対して安全配慮義務違反に基づく損害賠償を求めた事案。原告は，使用者は職場復帰の際に産業医から意見を聴取する義務があったなど主張した。
21	広島地裁平成15年3月25日判決・判時1828号93頁〔日赤益田赤十字病院事件〕	医療事故を起こした後自殺した医師の遺族が勤務先の病院に対して安全配慮義務違反に基づく損害賠償を求めた事案。産業医が，院長から本件医師の相談に乗るよう要請され，自殺の前日に本件医師と会話をするなどして関与した事例。
22	大阪高裁平成14年6月19日判決・労働判例839号47頁〔カントラ事件〕	慢性腎不全のため2年近く休職していた労働者が，復職を求めた時から現実に復職する時までの間の使用者の就労拒否が不当であるとして，その間の賃金の支払を求めた事案。使用者による就労拒否の主な理由が，産業医の復職に関する診断書であったことから，診断書の内容が審理の対象になった事例。
23	広島高裁平成10年12月1日判決・判タ1004号151頁	血栓症と肝炎を発症した地方公務員が地方公務員災害補償法に基づき公務災害の認定請求をしたが，公務外災害の認定処分を受けたため，本件処分の取消しを求めた事案。裁判所は，産業医の診断書の内容などを検討した上で，肝炎の発症・増悪の公務起因性を認めた。
24	東京地裁平成10年9月22日判決・労働判例752号31頁〔東京電力解雇事件〕	慢性腎不全により身体障害等級1級の認定を受けていた嘱託社員が，就業規則取扱規程に定める心身虚弱のため業務に耐えられない場合に該当することを理由に解雇されたため，不当解雇であるとして定年年齢までの期間の生活保障並びに名誉棄損に基づく謝罪文の提出及び新聞広告を求めた事案で，産業医から嘱託社員の主治医に宛てた書簡の内容が名誉棄損に当たるかなどが問題となった。

25	東京地裁平成10年3月31日判決・判タ1006号157頁	都立の職業技術専門校に係る労働安全衛生法上の衛生管理者及び産業医の各選任報告書の開示請求に対し、これらの報告書は作成しておらず不存在であるとして非開示決定がなされたため、同決定の取消を求めた事案。
26	名古屋高裁平成9年3月28日判決・労働判例716号62頁〔日本油脂・半田労基署事件〕	所定労働時間終了後に脳内出血で倒れて死亡した労働者の遺族が、労災保険法に基づく遺族補償給付等を請求したが不支給処分を受けたため、処分の取消しを求めた事案。原告は、産業医が有効な降圧剤の投与をしなかった点に安全配慮義務違反があり、同違反は業務起因性の判断要素になるなど主張した。
27	東京地裁平成5年9月21日 判決・判時1475号151頁〔片山組事件〕	バセドウ病に罹患している労働者に対して病気治療に専念するよう命じた自宅治療命令の効力等が争われた事案。自宅治療命令を発する前に産業医に相談していない事実等が問題となった。
28	千葉地裁昭和60年5月31日判決・判タ566号248頁〔昭和電工事件〕	交通事故を起こし脳挫傷及び左半身不全麻痺等により私傷病休職中の労働者（アルミ製錬工場勤務）が復職申出を拒否されるなどし、使用者に休職期間満了による自然退職扱いとされたことに対し、雇用契約上の地位の確認等を求めた事案。使用者の復職可否の判断に際して、産業医が意見を述べるなどして関与している事例。
29	東京地裁昭和59年1月27日判決・判時1106号147頁〔エールフランス事件〕	結核性髄膜炎に罹患して傷病休職中の労働者が復職及び復職に際しての転勤希望申出を拒否され、使用者に休職期間満了による自然退職扱いとされたことに対し、雇用契約上の地位の保全等を求めた事案。使用者の復職可否の判断に際して、産業医が意見を述べるなどして関与している事例。
30	神戸地裁昭和57年2月15日 判決・判タ471号200頁〔姫路赤十字病院事件〕	左足首の疾病により左大腿部を切断して傷病休職中のボイラー技師が復職申出を拒否され、使用者に休職期間満了による自然退職扱いとされたことに対し、雇用契約上の地位の保全等を求めた事案。使用者の復職可否の判断に際して、産業医が意見を述べるなどして関与している事例。

〈参考文献〉
『産業医が法廷に立つ日―判例分析からみた産業医の行為規範―』（三柴丈典著, 労働調査会, 2011年）

北興化工機事件

◎事案の概要

　本件は，機械器具装置の製作等を事業とする北興化工機株式会社（被告）の元従業員であった原告（昭和16年生まれ）が，平成4年，会議中，脳出血を発症して重い障害を負ったことを受け，原告が，被告会社には，原告の健康保持増進のための措置をとらず，労働契約に基づく安全配慮義務違反の責任があると主張して，逸失利益・慰謝料等の合計7,000万円余りの一部請求として1,150万円の支払いを求めた事件です（前掲「産業医に関する主な判決」事件3）。

　本件の特徴は，原告が被告会社に加えて，被告会社の産業医であり，かつ原告の主治医でもあった医師に対しても，債務不履行責任または不法行為責任があるとして，上記同額の支払いを求めた点にあります。

◎産業医としての責任

　判決は，まず産業医としての責任については，「原告が主張する事実は，被告会社の産業医として，被告医師の被告会社に対する債務不履行責任を生じさせることはあっても，原告との間で，個別の医療契約を離れて債務不履行責任を生じさせるものではないと解される。したがって，この点の原告の主張を採用することはできない」と判示しました。

◎主治医としての責任

　また，主治医としての責任については，「被告医師は，初診時に180/110の血圧を示した原告に対して降圧剤を処方し，また，パンフレットを交付するなどして説明をしているところ，その後，血圧は抑えられつつあったのであるから，被告医師の処置が不適切であり，医師として求められる注意義務に反していたとは認められない」，「また，原告は，平成4年6月10日以降被告医師を受診しなくなっていたが，それまでに降圧剤の処方により原告の血圧は抑えられた状態であり，降圧剤を継続する必要はあるものの，緊急に

診察を要する状態であったとはいえないことから，被告医師が原告の受診を督促しなかったとしても，そのことをもって医師としての注意義務を怠ったものということはできない」と述べて，被告医師の債務不履行責任・不法行為責任を否定しました。

瀧川化学工業（HIV解雇）事件

◎事案の概要

　本件は，日本での在留資格を有する日系ブラジル人である原告が被告医師の経営する病院で定期健康診断を受けた際，原告の同意なくHIV抗体検査が行われたというものです（前掲「産業医に関する主な判決」事件4）。

　ですので，直接，産業医とは関わりませんが，健康診断という点で参考になると思われますので，紹介します。

　原告は，原告に無断でHIV抗体検査を医療機関に依頼した会社を訴えるとともに，被告医師に対し1,000万円の損害賠償を求めて提訴したものです。

◎裁判所の判断

　判決は，次のとおり判示しました。

　「HIV抗体検査を実施する医療機関においては，たとえ事業主からの依頼があったとしても，本人の意思を確認した上でなければHIV抗体検査を行ってはならず，また，検査結果についても秘密を保持すべき義務を負っているものというべきであり，これに反して，本人の承諾を得ないままHIV抗体検査を行ったり，本人以外の者にその検査結果を知らせたりすることは，当該本人のプライバシーを侵害する違法な行為であると解すべきである。」

　また，被告医師は本人の同意があるものと誤解したと弁明しました。

　これに対する裁判所の応答は厳しいものとなりました。

　「たとえ本人の同意を得ていると誤解したとしても，あらためて本人にHIV抗体検査を行うことを知らせず，その意思を確認しないで検査を行い，しかも本人以外の第三者たる被告会社に検査結果票を交付したことは，医療機関として配慮を欠いた行為であるというべきであり，被告医師に，原告の同意を得ているものとの誤解があったとしても，誤解によりその責任が軽減されるものではない。」

　もっとも，判決は，結論的には，原告がHIV感染の事実そのものは既に知っていたことを考慮して，被告医師に対し慰謝料として150万円の支払い

を命じました。

◎**参考**

なお，厚生労働省の「職場におけるエイズ問題に関するガイドライン」（平成7年）は，労働者への抗体検査を禁じています（「事業者は労働者に対してHIV検査を行わないこと」）。

補遺　産業医が訴えられる時代

■ 東京海上事件

◎事案の概要

　東京海上火災保険株式会社の女子社員が同社本社ビル内で診療を行っている医療法人財団海上ビル診療所において同社の実施する社内定期健康診断を受けていましたが，胸部レントゲン写真上，異常陰影が認められるにもかかわらず，これを見落としたとして，本社ともども同診療所を訴えた事件です（前掲「産業医に関する主な判決」事件8）。

◎一審判決

　裁判所は次のとおり述べて健診業務に一定の理解を示してはいます。

　「定期健康診断は，一定の病気の発見を目的とする検診や何らかの疾患があると推認される患者について具体的な疾病を発見するために行われる精密検査とは異なり，企業等に所属する多数の者を対象にして異常の有無を確認するために実施されるものであり，したがって，そこにおいて撮影された大量のレントゲン写真を短時間に読影するものであることを考慮すれば，その中から異常の有無を識別するために医師に課せられる注意義務の程度にはおのずと限界があるというべきである。」

　しかしながら，本件では，読影担当医師が異常陰影の存在に気づきながらも，精密検査を不要とした判断は誤りであったとして最終的には医師の過失を認めました。

　もっとも，判決は結論としては肺癌による死亡との因果関係を否定して原告遺族の請求を棄却しています。

◎高裁判決

　原告が判決を不服として控訴しましたが，控訴審でも結論は変わりませんでした。

◎**最高裁判決**

　原告はさらに上告しましたが，棄却されました。

　ただし，滝井裁判官の反対意見は，原判決を破棄して原審に差し戻すのが相当であるとしています。

補遺 産業医が訴えられる時代

■ 富士通ビー・エス・シー事件

◎事案の概要

　本件は，精神疾患（うつ状態ないし強迫性障害）により休職した者の退職扱いが有効とされて株式会社富士通ビー・エス・シーが勝訴したものですが，原告は，同社とともに産業医を被告として慰謝料60万円を請求していました（前掲「産業医に関する主な判決」事件1）。

◎労働者の主張

　原告の主張によれば，被告産業医は，原告からパワーハラスメントの被害を訴えられていたにもかかわらず十分な調査を行わないで，病名を強迫性障害とする他医による診断書を無視して，原告の休職の原因について業務上の傷病ではないとする扱いをしたというものです。

◎裁判所の判断

　判決は次のとおり述べて請求を退けました。
　「原告は，被告医師が産業医として不当・不適切な行為をしたため，原告は職場に復帰することもできず，本件退職扱いという結果が生じた旨を主張する。しかしながら，仮に原告主張に係る被告医師の行為の全部ないし一部が存在すると認められたとしても（ただし，現時点において，被告医師の行為が産業医として不当ないし不適切であったと評価するに足りる証拠はない。），当該行為と本件退職扱いの結果との間に相当因果関係があると認めるに足りる証拠はないから，その余の点につき検討するまでもなく，原告の被告医師に対する慰謝料請求は理由がない。」

■ 自律神経失調症の休職者に対する言動が注意義務違反とされた事例

◎事案の概要
　原告は，自律神経失調症で平成20年6月から休職していましたが，原告の上司の係長から被告は依頼を受け，三者で喫茶店にて面談しました。被告は当該会社の産業医で，産業医向けの講習を毎年1回受講していましたが，専門は内科でした。
　この面談後に原告の症状は悪化し，抗不安剤ワイパックスを服用することが増えたそうで，原告は被告に対して530万円の損害賠償を求めて訴訟を提起しました（前掲「産業医に関する主な判決」事件2）。

◎産業医の発言
　問題とされた被告の言動とは次のものです。

> 　「それは病気やない，それは甘えなんや。」，「薬を飲まずに頑張れ。」，「こんな状態が続いとったら生きとってもおもんないやろが。」などと力を込めて言った。

◎裁判所の判断
　裁判所は，被告に注意義務違反を認めて，復職が遅れた4か月程度の休業損害30万円と慰謝料30万円の合計60万円の支払いを命じました。
　裁判所の判断は次のとおりです。
　「被告は，産業医として勤務している勤務先から，自律神経失調症により休職中の職員との面談を依頼されたのであるから，面談に際し，主治医と同等の注意義務までは負わないものの，産業医として合理的に期待される一般的知見を踏まえて，面談相手である原告の病状の概略を把握し，面談においてその病状を悪化させるような言動を差し控えるべき注意義務を負っていたものと言える。」
　控訴審では，詳細は不明ですが，和解が成立したそうです。

巻末資料

医療事故年表

年月日	出来事	備考
昭和31年5月15日	東大尾高博士（法哲学）ペニシリンショックにより死亡	歯科治療時のペニシリン注射による。薬害として社会問題化。
36年2月16日	東大病院輸血梅毒事件最高裁判決	医療者には最善の注意義務が求められる。
40年7月	山崎豊子『白い巨塔』出版	
50年10月24日	ルンバール事件最高裁判決	医療訴訟の因果関係の立証は，一点の疑義も許されない自然科学的証明ではなく，高度の蓋然性の証明で足る。
54年1月6日	田宮二郎主演TVドラマ「白い巨塔」最終回視聴率31.4%	
57年3月30日	高山日赤事件判決	医療水準論
59年2月23日	褥瘡事件名古屋地裁判決	
60年10月13日	毎日新聞「床ずれは看護怠慢」	「12日までに，名古屋高裁民事一部で和解」慰謝料100万円
平成7年3月28日	安楽死事件横浜地裁判決	積極的安楽死が許容される4要件
6月9日	姫路日赤最高裁判決	医療機関の性格に応じた医療水準
8年1月23日	ペルカミンS能書違反最高裁判決	添付文書に違反すれば原則過失
3月29日	東京・大阪両地裁でHIV訴訟和解	被害者1人当たり4,500万円等

11年1月11日	横浜市大病院患者取違え事故発生	医療クライシスの始まり
2月11日	都立広尾病院薬剤取違え事故発生	異状死届出義務違反
7月11日	割り箸事件発生	
12年2月29日	エホバの証人最高裁判決	東大医科研の不法行為責任を肯定
9月22日	最高裁判決が「相当程度の可能性」理論を打ち出す	死亡を避けられた高度の蓋然性がなくとも慰謝料を認める
10月7日	埼玉医科大抗がん剤過剰投与事件発生	主治医禁固2年執行猶予3年・医業停止3年6か月
13年3月28日	薬害エイズ事件安部元教授に一審無罪判決	その後,安部元教授は認知症を患い平成17年4月25日死去し無罪確定。
4月1日	東京・大阪地裁に医療集中部	
11月27日	乳房温存療法事件最高裁判決	「熟慮し判断する機会」
14年7月20日	朝日新聞が東京地検に医療専門班の設置を報道	設置時期は不明も4月のようである。
12月4日	川崎協同病院事件の主治医が殺人容疑で逮捕される	懲役1年6か月執行猶予3年
15年9月12日	厚生労働省がカルテ開示初の指針	訴訟前提でも開示の対象
9月25日	慈恵医大青戸病院事件で医師3名逮捕	
16年4月13日	都立広尾病院事件で最高裁が異状死届出の合憲判決	

16年12月10日	東京医科大学病院で心臓外科の死亡患者3名のカルテが一斉に証拠保全	読売新聞社会部『大学病院でなぜ心臓は止まったのか』(中公新書ラクレ)
17年8月1日	東京医科大学病院が特定機能病院取消し	
18年2月18日	大野病院産婦人科医が業務上過失致死罪・異状死届出義務違反の容疑で逮捕	
5月30日	『医療崩壊』(小松秀樹著)が朝日新聞社より出版される	医療バッシングの潮目を変えた一冊
6月15日	慈恵医大青戸病院事件有罪判決	主治医禁錮2年6か月・執行猶予5年、全員有罪
9月29日	絞扼性イレウスを見逃した小児科医の立件を警視庁断念	平成15年3月9日事故発生
19年2月1日	堀病院の無資格助産事件で横浜地検が起訴猶予処分	看護師の子宮口内診の保助看法違反の疑い
9月1日	東京3弁護士会で医療ADR発足	
20年8月20日	大野病院事件無罪判決	検察控訴断念し無罪確定
21年1月1日	産科医療補償制度始まる	一時金600万円と年120万円(最長20年間)
4月10日	東京女子医大事件 佐藤医師の無罪確定	嵐の10年の終焉
22年1月26日	最高裁・高裁判決を破棄して入院患者の身体抑制を是認	病院側に対する計70万円の支払いを命じた名古屋高裁判決を変更

22年2月12日	「生存率9割と虚偽説明 東京医大移植問題 実際は6割」	朝日新聞夕刊にて報道される
23年1月12日	神奈川県立がんセンター「麻酔事故で重傷 2医師書類送検」	同日付け朝日新聞夕刊
24年2月15日	医療版事故調3年ぶりに議論再開	前日付け朝日新聞
10月25日	東京地裁がカルテの信用性を否定し新生児心臓病死に5,880万円の賠償命令	翌日,新聞報道
25年5月22日	産科28施設と母親ら1,041人が日本医療機能評価機構に掛け金の一部返還求め国民生活センターに申立て	
10月2日	神奈川県立がんセンターの「麻酔医 無罪確定」	同日付け朝日新聞（神奈川県版）
11月27日	墨田区の病院で60年前の赤ちゃん取違え 病院側に3,800万円の賠償命令	10年の消滅時効の起算点はDNA鑑定の結果が明らかとなった時点
26年1月23日	「医療版事故調」暗礁に 警察への届け出巡り異論	同日付け朝日新聞
2月11日	「医療版事故調」法案今国会へ	同日付け朝日新聞

索引

あ行

RSD ……………………83
RFA ……………………86
アスピリン喘息…………63
アッティラのルール……19
ERCP ………… 52, 78, 88
EBM ……………… 77, 78
イエローレター…………67
医師会…………… 48, 61
医事部……………………46
異状死…… 33, 34, 119, 120
移送………………………46
医療 ADR ………………48
医療慣行…………………71
医療クライシス…………24
医療裁判所………… 46, 47
医療集中部………………46
医療水準…… 60, 61, 66
医療バッシング
　………… 24, 35, 37, 40
医療崩壊………… 40, 42
医療面接…………………82
インフルエンザ脳症……12
うつ…………………… 115
エイズ………… 112, 119
HIV …………………… 111
AVM ……………………88
NPO ……………………48

か行

MRSA ……………………15
応招義務…………………34
オキシトシン……………72
オピニオン・リーダー…99
ガイアット………………78
ガイドライン…… 74, 112
合併症……………………95
カテーテル………………95
看護計画…………………54
看護事故…………………54
患者識別バンド…………30
患者満足度………………14
鑑定………………………77
眼内レンズ………………87
求刑………………………28
急性喉頭蓋炎………12, 13
強迫性障害…………… 115
共謀共同正犯……………33
禁忌………………………68
緊急安全性情報
　………… 67, 68, 69, 70
偶発症………… 52, 86, 95
クリーンナップトリオ…52
頚静脈孔…………………36
結核………………………14
研究………………………64
研鑽義務………… 20, 63
現場保全…………………93
御三家…………… 50, 52
コストフライ……………95
五人組……………………29

さ行

コミュニケーション
　……………… 80, 81
顧問弁護士………… 6, 95
今日の診療………………76
最高の医療を受ける権利
　…………………………59
最善の注意義務…… 59, 63
裁判外紛争解決手続……48
裁判迅速化法……………77
サケット…………………78
詐病………………………83
参加のパラドクス……… 6
産科無過失補償制度……52
産業医… 102, 103, 109, 116
CRPS …………… 83, 84
CS ………………………14
SHEL モデル……………31
慈恵医大青戸病院事件…40
自己血……………………26
システム…………………11
実戦的リスクマネジメント
　…………………………9
司法過誤…………………15
謝罪………………………94
主治医………………… 107
勝訴…… 16, 42, 61, 115
昭和50年線引き論……61
褥瘡……………… 15, 16
自律神経失調症……… 116
心因性疼痛………………83
神経損傷…………………80

索引

診療記録 …………… 10, 90
頭蓋底 …………… 36, 37
請求放棄 ……………… 44
成書 ………… 60, 72, 76
精神疾患 …………… 115
説明会 ……………… 97
説明義務 ……… 54, 55, 85
相談 …… 34, 77, 107, 108

た行

大腸内視鏡 ……………… 86
高山日赤病院 …………… 60
瀧川化学工業（HIV 解雇）
　事件 …………… 111
タケプロン ……………… 73
チームステップス（Team
　STEPPS）…………… 17
注射 ……… 55, 80, 81, 83
ツーチャレンジ・ルール
　…………………… 17
D-EBM ………………… 78
定期健康診断 …… 111, 113
転医勧告義務 …… 58, 65
転送 …………… 13, 65, 83
転送義務 ……… 20, 65, 74
転倒 ………… 35, 52, 54
添付文書 …… 60, 67, 72
転落 …………… 52, 54
東京海上事件 …… 104, 113
東京女子医大心臓手術事件
　………………………… 37
東大病院輸血梅毒事件
　…………………… 59, 118

糖尿病治療ガイド … 74, 75
読影 ……………… 113
取下げ ……………… 44
都立広尾病院事件 … 32, 35

な行

2段階の流れ理論 ……… 99
ニフレック ………… 67, 69
認容率 ……………… 54
能書 ……… 58, 67, 72, 74

は行

ハーバード大学病院の謝罪
　マニュアル …………… 94
肺がん ………… 31, 65
賠償神経症 …………… 83
敗訴 …………… 42, 62
ハイリスクパーソン …… 10
白内障 ……………… 87
パワーハラスメント … 115
BPO ……………… 39
皮下注射モデル ……… 99
光凝固法 ………… 60, 61
ヒビグル ……………… 32
姫路日赤事件 …………… 61
ヒューマンエラー ……… 11
ファイバー …………… 52
4M－4E方式 ………… 30
富士通ビー・エス・シー事
　件 …………… 115
北興化工機事件 ……… 109
福島県立大野病院事件 … 37
フランドルテープ ……… 27

ヘパロック ……………… 32
ペルカミン S ………… 118
便秘 ……………… 76
報告 ……………… 34
ボルタレン …… 12, 13, 73

ま行

未熟児網膜症 ……… 60, 61
未破裂脳動脈瘤 ……… 95
村木厚子 ……………… 38
問診 ……………… 82

や行

郵便配達は二度ベルを鳴ら
　す …………………… 8, 83
横浜市大病院患者取違え事
　件 ……………… 24, 25

ら行

ラザースフェルド ……… 99
ラジオ波焼灼術 ……… 86
リスクマネジメント … 8, 9,
　17, 20, 58
リピーター医師 ………… 10
凛の会事件 …………… 38
労働安全衛生法 ……… 102
ロキソニン ……………… 63

わ行

和解 …………… 44, 54
WASP ………………… 6
割り箸事件 … 35, 36, 37, 38

●著者紹介

平沼 直人（ひらぬま・なおと）

・第一東京弁護士会所属，医学博士
・平沼髙明法律事務所副所長
・1965年生まれ
・東京大学卒，早稲田大学大学院修士課程修了
・(一財) 日本救急医療財団理事，東京三弁護士会医療ＡＤＲ仲裁人。公的医療機関，医科大学，医師会等の顧問弁護士
・専門：医事法，損害賠償法，保険法，企業法，環境法，救急法その他
・医療訴訟の専門弁護士として，我が国において医療事件を最も多く手掛ける弁護士の一人
・著書：『医療過誤判例の研究Ⅰ・Ⅱ』，『賠償科学概論』（いずれも分担執筆），『ガイドブック　食の安全　知識と法律』，『医療訴訟Ｑ＆Ａ　医療の法律相談』，『救命救急リーガル・セミナー』など多数

顧問弁護士の医療リスクマネジメント

平成26年3月28日　第1版第1刷発行

著　者　平沼 直人
発行人　佐々木 博仁
発行所　公益財団法人 労災保険情報センター
　　　　〒112-0004 東京都文京区後楽 1-4-25
　　　　TEL 03-5684-5511
　　　　FAX 03-5684-5521
　　　　http://www.rousai-ric.or.jp/

©Naoto Hiranuma, RIC 2014
ISBN978-4-903286-55-6 C2032 ¥1429E

落丁・乱丁はお取り替えいたします。
本書の一部あるいは全部を無断で複写複製することは，法律で認められた場合を除き，著作権の侵害となります。